Ulrike Banis

Erdstrahlen & Co.

Dr. med. Ulrike Banis

Erdstrahlen & Co.

- Wie geopathische Belastungen uns schaden
- Neue Hilfen bei Kinderlosigkeit, chronischen Krankheiten und diffusen Beschwerden
- Praxistipps einer erfahrenen Ärztin

Haug

Bibliografische Information der Deutschen Bibliothek
Die Deutsche Bibliothek verzeichnet diese Publikation in der Deutschen Nationalbibliografie; detaillierte bibliografische Daten sind im Internet über http://dnb.ddb.de abrufbar

Programmplanung: Dr. Elvira Weißmann-Orzlowski
Bearbeitung: Susanne Arnold
Umschlaggestaltung: Cyclus · Visuelle Kommunikation, Stuttgart
Umschlagfotos: Corbis
Zeichnungen: Nuova Media, Vaihingen/Enz
Abbildungen: R. Banis
Satz: IPa Verlag, Vaihingen/Enz
Druck und Verarbeitung: Westermann Druck Zwickau GmbH

ISBN 3-8304-2171-0 1 2 3 4 5

Inhalt

Vorwort

Ich gebe es ja zu. So recht dran geglaubt habe ich anfänglich nicht. Wenn man jede Woche ein anderes Medizinthema durcharbeitet, greift die Skepsis um sich. Aber dann passierte die Sache mit der Wünschelrute, die einen Eiterherd in einem meiner Backenzähne ortete, der erst auf einer späteren Röntgenaufnahme sichtbar wurde. Seitdem bin ich überzeugt. Störfelder, Erdstrahlen, sie alle können messbar und sichtbar gemacht werden.

Warum interessiert sich die Medizin nicht dafür? Jahrzehntelang arbeitet die Medizin mit einem bemerkenswerten Eifer, aber immer nur in einer Richtung: Wie kann man noch mehr Geld verdienen? Es wird eine Menge Geld ausgegeben, um Krankheiten auf die Spur zu kommen oder neue Medikamente für eine alte Krankheit zu entwickeln. Warum aber forscht man nicht in Richtung Störfelder? Winkt da zu wenig Profit? Vorbeugen ist doch allemal besser als Bohren. Wenn sich das nicht nur in den Zahnheilkunde herumgesprochen hat, dann gilt Vorbeugen doch als die Medizin der Wahl gegen jede Krankheit.

Es gibt keine Krankheit ohne Umwelteinflüsse. Der Mensch ist immer mit seiner Umwelt konfrontiert, in der er bestehen muss. Deshalb macht es Sinn, herauszufinden, ob u. a. geopathische Störfelder, ob Erdstrahlen unseren Organismus schädlich belasten können. Offensichtlich gibt es da Zusammenhänge, auch wenn in der offiziellen Wissenschaft eher Skepsis aufkommt. Lasst uns auch diese Wege in der Medizin gehen. Ich freue mich über jeden mutigen Mediziner, der diesen Weg geht. Die Quelle findet man nur, wenn man gegen den Strom schwimmt.

Jürgen Fliege

Geleitwort

Seht ihr den Mond dort stehen? Er ist nur halb zu sehen und ist doch rund und schön.
So sind wohl manche Sachen, die wir getrost belachen, weil unsere Augen sie nicht sehen.
Matthias Claudius (1740–1815)

Will man auf unbekanntem Gebiet einen Brunnen bauen, zieht man zuerst einen erfahrenen, ausgewiesenen Rutengänger heran, der die Stelle einkreist, an der die Bohrung angesetzt werden soll, wenn man erfolgreich sein will. In dieser Weise gehen sowohl private Bauherren als auch Wasserwerke vor. Man kennt also die Existenz von Erdstrahlen und trotzdem wird ihre Auswirkung auf den Menschen nicht ernst genommen. Man versucht, jeden Beweis hierfür zu leugnen oder zu widerlegen bzw. nicht nur die Forschung, sondern auch jede Diskussion in der akademischen Welt zu unterdrücken.

In diesem Buch erklärt nun die Autorin anhand zahlreicher gut dokumentierter Fallstudien, dass Erdstrahlen verschiedenen Ursprungs den Mensch krank machen können, sofern er längere Zeit ihrem Einfluss ausgesetzt ist. Derartige Fallgeschichten bilden die notwendige Erfahrungsgrundlage, auf der die Forschung aufbauen kann. Das Krankheitsmuster ist vielfältig, es kann den ganzen Körper betreffen und auch psychische Veränderungen wie Ängste und Depressionen aufweisen.

Die gesamte Problematik der Geopathie als krank machender Faktor wird in leicht verständlicher Form dargestellt, sodass sowohl der Arzt als auch der interessierte Laie sich in diese Materie einarbeiten kann. Dass das Buch in der zweiten Auflage erscheint, spricht für sich. Das zentrale Anliegen der Autorin ist die Heilung eines Patienten und – wenn möglich – einer Erkrankung vorzubeugen, indem man einen gravierenden krank machenden Faktor rechtzeitig ausschaltet. Jeder, der sich mit der Thematik der Erdstrahlen befasst, sollte dieses Buch lesen. Er wird überzeugt werden, dass eine Verbindung zwischen Erdstrahlen und uns Menschen vorhanden ist, auch wenn unsere Augen sie nicht sehen können. Die Autorin kann man zu dieser überzeugenden Darstellung eines bisher nicht ganz ernst genommenen Problems nur beglückwünschen.

Prof. Maria Blohmke

Einleitung

Ich kann mich noch gut daran erinnern, wie ich das erste Mal mit Erdstrahlen konfrontiert wurde. Eine Patientin von mir erzählte, sie habe einen Rutengänger in ihr Haus kommen lassen, weil sie immer so schlecht schlafe, der habe sie angewiesen, ihr Bett wegen so genannter schädlicher Strahlungen anders zu stellen, und seither schlafe sie wie ein Baby.

Ich muss gestehen, dass ich dies damals schlicht für Humbug hielt – schädliche Strahlen, die Auswirkungen auf den Menschen haben sollten? Das konnte ich mir als Ärztin beim besten Willen nicht vorstellen. Solche Strahlung konnte man nicht sehen, nicht fühlen, nicht riechen oder schmecken, ich kannte keine wissenschaftlich anerkannte Messmethode dafür, also warum sich darum kümmern? Und so blieb meine Einstellung zu den Geopathien kritisch und skeptisch, bis ...

... mein Sohn, damals 7 Jahre alt, nach einem Umzug jede Nacht gegen 4 Uhr früh erwachte und fröhlich durch die Gegend turnte. Er erklärte mir, er habe ausgeschlafen und sei nicht mehr müde, wolle jetzt spielen. Ich, seine berufstätige Mutter, wollte dagegen gerne noch etwas schlafen und fand es überdies nicht angemessen, dass ein Kind diesen Alters schon so früh auf den Beinen war. Mein Sohn war damals auch öfter am Nachmittag todmüde und unleidig, einfach aufgrund des chronischen Schlafmangels. Was tun?

Mein Mann, damals schon von den schädlichen Auswirkungen von Erdstrahlen überzeugt, überredete mich förmlich, einen Rutengänger ins Haus zu holen. Und dieser ging zunächst einmal gar nicht ins Kinderzimmer, sondern umrundete das gesamte Haus auf der Suche nach Mauerspalten und Rissen in der Wand, schaute nach dem Wuchs der Hecken, begutachtete die Blumen in den Beeten und lauschte auf die Stimmen aus den Nachbarhäusern.

Warum tat er das? Ich fragte ihn, und er berichtete, dass man aus Rissen in den Wänden Rückschlüsse auf Verwerfungen im Boden ziehen könne, dass er also an den Auswirkungen auf die Natur und auf die Gebäude das Wirken der Erdstrahlen „sehen könne". Er zeigte mir, dass Pflanzen und Blumen an belasteten Stellen nicht oder nur schlecht wachsen, dass Ameisenhaufen ein Zeichen für „schlechte Plätze" seien, und dass es darüber hinaus Stellen gebe, die die Menschen veranlassen, sich häufig und lautstark zu streiten.

Das war ja interessant! Konnte das der Grund sein, warum im Nachbarhaus nacheinander drei Paare eingezogen waren, und nach kurzer Zeit war jeweils erst der eine, dann der andere wieder ausgezogen, weil sie sich so verkracht hatten, dass sie nicht mehr miteinander leben wollten? Und war das auch der Grund, warum an manchen Stellen die von mir so liebevoll gepflanzten und gegossenen Blümchen prächtig wuchsen, an anderen Stellen aber vor sich hin mickerten? Ich begann, nachdenklich zu werden.

Doch zurück zu meinem Sohn und seinem Schlafproblem. Der Rutengänger ging an seinem Bett entlang, die Rute immer vor sich. Und wirklich, vom Kopfende bis zur Bettmitte schlug die Rute kräftig aus. Das überzeugte mein Kind sofort, dass es von diesem Platz weg müsse.

Der Rutengänger tat indes noch mehr. Er hatte diverse Instrumente mitgebracht, die andere Belastungsfaktoren messen sollten, wie elektrische Stromstärke im Raum, elektrostatische Belastung usw.

Und auch da wurde er fündig. Mein Sohn hatte damals gerade seine „Dino-Phase", das Bett war umringt von zahlreichen Plüschdinosauriern unterschiedlicher Größe, die mit ihrer Kraft und Stärke den Knaben des Nachts „bewachten". Nun, diese Tiere waren allesamt elektrostatisch aufgeladen, teils in erheblichem Maße.

Der Rutengänger konnte dem Knaben und auch mir, der immer noch skeptischen Mutter, klarmachen, dass diese elektrostatische Ladung wie ein riesiger Kondensator wirkt und ständig Strom aussendet. Zusammen mit der Erdstrahlung, die wie ein verändertes Erdmagnetfeld wirkt, hat dies gravierende Auswirkungen auf den Körper, speziell auf das vegetative Nervensystem und die Zellkommunikation. Im Falle meines Sohnes wurde das kleine Gehirn vegetativ mit Störreizen von außen überflutet, mit der Folge des frühzeitigen Erwachens und der „Überdrehtheit" am Tage.

Aber zunächst galt es, mein Misstrauen und meine Skepsis zu überwinden. Nachdem also der Rutengänger festgestellt hatte, warum mein Kind nicht gut, tief und fest und lange schlafen konnte, machte er sich auf die Suche nach dem „guten Platz", jener Stelle im Schlafraum also, die keine Störimpulse an das Kind aussandte, die folglich ungestört, neutral und angenehm für ihn war. Er wurde fündig an einer Stelle unter dem Fenster, und erstaunlicherweise war mein Sohn sofort bereit, mit seinem Bett dahin umzuziehen. Die Kuscheltiere, die ihn elektrostatisch belastet hatten, fanden einen neuen Schlafplatz im Keller, wo sie, wie wir ihm klarmachten, dringend gebraucht würden, um mögliche Eindringlinge sofort zu erschrecken. Die elektrische Belastung des Zimmers wurde beseitigt, indem wir die Sicherung für das Kinderzimmer in dieser Nacht – und danach in allen weiteren Nächten – einfach herausdrehten, womit das Zimmer „stromfrei" wird.

Den gleichen Effekt kann man erzielen, wenn man einen so genannten Netzfreischalter installieren lässt. Das kostet jedoch etwas Geld, billiger und schneller geht es mit dem Rausschrauben der Sicherung – sofern an dieser Sicherung nicht auch der Kühlschrank hängt! Bitte prüfen Sie dies erst, damit Sie nicht morgens eine Überschwemmung in der Küche und verdorbene Nahrungsmittel haben.

Und dann kam die erste Nacht im „neuen Bett“. Nun, um es kurz zu machen, das Kind schlief durch. Und nicht nur in dieser Nacht, sondern in allen weiteren Nächten ebenfalls. Teilweise musste ich ihn sogar morgens wecken, damit er rechtzeitig zur Schule kam.

Ich machte darüber hinaus mit ihm die Erfahrung, dass er auch tagsüber durch den verbesserten Nachtschlaf entspannter und fröhlicher wurde, weniger hektisch und reizbar. Das war die Geburtsstunde meiner Wandlung von „Saula“ zur „Paula“.

Was sind Erdstrahlen?

Erdstrahlen, die ich der Einfachheit halber so nenne, sind keine einheitliche Gruppe von Phänomenen, sondern ein Gemisch verschiedener Gitternetze und Erscheinungen, die teils mit bloßem Auge gesehen werden können, teils verborgen sind.

Seit der Antike wurden bestimmte Kreuzungspunkte von terrestrischer Strahlung als „Orte der Kraft" von den Menschen genutzt. Beispielsweise wurde das Orakel in Delphi auf einem solchen Kraftplatz errichtet, aber auch alte Kultplätze wie Stonehenge wurden über Kraftplätzen errichtet. Offenbar wussten die damaligen Menschen, dass die Kraft der Erde erhebliche Auswirkungen auf den Menschen haben kann, und nutzten dieses Wissen für ihre religiösen Veranstaltungen. Die Kathedrale von Chartres wurde wie zahllose andere Sakralbauten stets an einem Ort der Kraft erbaut, genauso wie bis ins Mittelalter hinein der Platz des Predigers in einer Kirche stets an einem Ort der Kraft war. Durch diese Position an einem Kraftplatz war es ihm möglich, die Gemeinde mit seiner positiven Ausstrahlung „anzustecken" und somit einen größeren Effekt seiner Botschaft zu erzielen. Auch die Pyramiden der Ägypter und der Inkas befinden sich an Kraftorten, also Orten, an denen das Erdmagnetfeld objektiv messbar anders ist als an neutralen Stellen.

Damit wurde die menschliche Kraft durch „etwas anderes" verstärkt, was möglicherweise einer der Gründe war, warum ein Prediger seine Gemeinde in Bann schlagen konnte mit dem, was er sagte. Orte der Kraft wurden von den damaligen Menschen immer zweckgebunden aufgesucht, also immer dann, wenn es um innere Sammlung ging, um das Streben nach göttlicher Nähe, wenn Aussagen gemacht werden sollten, die für den Stamm und seine Zukunft von Bedeutung waren, wenn es also wirklich „ernst" wurde.

Die Kultplätze nutzten ebenfalls das Phänomen, dass sich die eigene Wahrnehmung an bestimmten Stellen verändert – wo demnach der Zugang zu anderen Ebenen der Wahrnehmung erleichtert war. Es wird von Stellen berichtet, an denen sich leichter Traumbilder einstellen, an denen das Bewusstsein sich erweitert, Stellen, die den Menschen in eine friedliche Stimmung kommen lassen etc. All dies scheinen die alten Kulturen gewusst zu haben.

Sie wussten aber auch, dass an bestimmten anderen Stellen kein Haus und keine Hütte gebaut werden durfte, weil dort „böse Erdgeister" wohnen, die dem Menschen Schaden zufügen würden, sobald man sie stört. Demzufolge erließ Kaiser Kuang Yu in China ca. 2200 v. Chr. die Verordnung, dass kein Haus gebaut werden dürfe, wenn nicht zuvor der Bauplatz auf schädliche Strahlen hin untersucht worden sei. Zuwiderhandlungen wurden hart bestraft.

Die Höhlenmalereien von Lascaux, die aus einer Zeit ca. 15.000 v. Chr. datieren, lassen ebenfalls schon erkennen, dass die Menschen damals mithilfe der Wünschelrute nach geeigneten Aufenthaltsorten und nach Wasserstellen suchten.

Ein Teil dieses animistischen Glaubens hat sich bis heute in Thailand erhalten, wo nach wie vor kleine Häuschen als „spirit houses“ für die Haus- und Erdgeister errichtet werden. Diese Hausgeister erhalten von den Menschen täglich Opfer in Form von Essen, frischen Blumen oder Räucherstäbchen. Zum Dank, so der Volksglaube, wenden sich diese Erdgeister nicht gegen die Bewohner des Hauses, sondern beschützen sie sogar.

In ländlichen Gegenden, in denen sich altes Wissen bekanntlich länger hält, wurden noch zu Beginn des zwanzigsten Jahrhunderts Schafherden auf einen Platz getrieben, der als Bauplatz für ein neues Haus vorgesehen war. Man pflegte das Haus nur dann dort zu erstellen, wenn sich die Schafe zum Schlafen auch dort niedergelegt hatten. Man wusste, dass sich Schafe instinktiv Schlafplätze suchen, die frei sind von terrestrischen Störstrahlungen, den so genannten „Geopathien“. Dies heißt nichts anderes als „krank machender Faktor aus der Erde“, also etwas, was die Erde enthält, und was den Menschen krank machen kann.

Geopathien sind krank machende Faktoren aus der Erde

In der Schweiz hatte ich mehrfach die Möglichkeit, Kühen beim Grasen zuzuschauen. Dabei gehen die Tiere sehr „unordentlich“ vor. Sie fressen das Gras an bestimmten Stellen der Weide keinesfalls, auch wenn der Rest der Weide schon ziemlich abgefressen ist. So bleiben in unregelmäßigen Abständen kleinere oder größere Grasinseln stehen, was der Wiese dann das besagte unordentliche Aussehen verleiht. Manche Bauern wissen, dass die übrig gelassenen Stellen genau jene sind, unter denen sich bestimmte Erdzonen kreuzen. Andere Bauern, die um diese Zusammenhänge nicht mehr wissen, behaupten, dort wachse „schlechtes Gras“.

Ich habe mir diese Stellen genau angesehen und konnte feststellen, dass dort genau das gleiche Gras wuchs, einschließlich Klee, wie an allen anderen Stellen auch.

Die Kühe scheinen demnach über eine Art von innerem Sensor zu verfügen, der sie schon beim Fressen spüren lässt, dass das Gras von manchen Stellen geopathisch belastet ist – und darum dann einen Bogen zu machen.

Andere Tiere, wie beispielsweise Pferde, Ziegen und die meisten Warmblütler – mit Ausnahme der Katzen, die Störzonen suchen – versuchen ebenfalls den Störzonen auszuweichen. Müssen sie doch dort schlafen oder längere Zeit verbringen, weil die Stallungen beengt sind, werden die Tiere krankheitsanfällig, sind durch ein mattes Fell und einen schlechten Ernährungszustand auffällig.

Tiere, die Strahlungszonen suchen, sind neben den bereits erwähnten Katzen auch Schlangen, Mücken, Ameisen, Wespen und andere Insekten.

Ich werde häufig bei meinen Vorträgen und Seminaren gefragt, warum denn manche Tiere Störzonen suchen, während andere diese meiden, und die beste Antwort, die mir darauf einfällt, ist, dass der liebe Gott eben auch Tiere braucht, die sich auf Störzonen wohl fühlen – sonst würde das Gedränge auf den anderen Plätzen gar zu groß.

Medizinische Forschungen zum Thema

Abgesehen davon, dass sich schon das Universalgenie Goethe mit Themen wie Erdstrahlen und Pendeln auseinandersetzte, begann mit dem englischen Forscher A. Haviland um das Jahr 1860 die Forschung der Neuzeit.

Haviland beobachtete, dass Kalk- und Kreideböden mit einer geringeren Sterblichkeit an Krebs einhergingen als Gebiete mit tief liegenden Tonschichten. Offenbar ist Kalk und Kreide ein schlechterer Resonanzboden für Geopathie als Ton.

1910 erschien eine Schrift von Prof. Gockel, die sich mit der Strahlung der Erde auseinandersetzte und diese in Zusammenhang mit Krankheiten brachte.

1927 erforschten die Ärzte Winzer und Melzer in Stuttgart den Zusammenhang zwischen Krebserkrankungen und Stellen geopathischer Belastung.

1929 schließlich erschien die bahnbrechende Studie des Freiherrn von Pohl der im Städtchen Vilsbiburg in Bayern eine Kartographie sämtlicher Störzonen erstellte – die sich vollständig mit der Kartei aller dort vorhandenen Krebsfälle deckte!

1931 wiederholte Dr. Hager in Stettin die Untersuchungen von Pohl, und kam zu den genau gleichen Ergebnissen – dass nämlich alle Fälle von Krebserkrankung mit dem Vorliegen starker geopathischer Störzonen zusammenfielen.

Noch in den dreißiger Jahren des zwanzigsten Jahrhunderts wusste man manches um den Zusammenhang von Erdstrahlung und Krankheiten. So ist bekannt, dass der berühmte Chirurg Professor Sauerbruch seinen operierten Krebspatienten empfahl, sich nach der Heimkehr aus dem Krankenhaus nicht mehr in das Bett zu legen, in dem sie krank geworden waren!

1934 bis 1939 gab es zahlreiche Untersuchungen in Deutschland und Frankreich zu diesem Thema, u. a. von Dr. Rambeau in Marburg, Ingenieur Cody in Le Havre und Dr. v. Brehmer.

Das Thema Erdstrahlen und Krebs war sogar mehrfach Thema auf den medizinischen Fachkongressen der damaligen Zeit. Damals gab es offenbar noch keine solchen Gräben zwischen der Schulmedizin und der Komplementärmedizin wie heute.

Anders gesagt, die Ärzte damals waren noch Ärzte im ganzheitlichen Sinn. Sie wussten etwas von der menschlichen Seele, sie wussten, dass wir Menschen nicht unabhängig von der Natur existieren, sondern mit ihr in wechselseitiger

Abhängigkeit stehen. Sie wussten aber auch um ihre seelsorgerische Aufgabe, sie waren Repräsentanten von Sinnhaftigkeit und „religio“ im Sinne von Rückbesinnung auf das Wesentliche und waren sich dieser Aufgabe auch wohl bewusst.

Dagegen erscheinen mir viele der heutigen Ärzte als reine Mediziner, also Technokraten, die alles „Unfassliche“, alles „Wundern“ und alle Demut verloren haben, aber alles machen, was technisch machbar ist.

Mit dem Zweiten Weltkrieg und danach verschwand dieses Wissen fast völlig, und wurde ersetzt durch eine fast schon stur zu nennende „Wissenschaftsgläubigkeit“, die nur noch das für wahr hielt, was man auch irgendwie messen konnte. (Nach dieser Logik dürfte es schon lange keine Liebe, Sympathie und Anziehung zwischen Menschen mehr geben, denn diese Dinge sind nicht messbar – sie existieren aber weiterhin!)

Das alte Wissen um die Geopathien und die Kraftplätze galt als verloren, wurde vergessen oder verdrängt (vielleicht hatte man auch Angst vor der Nähe zur „Blut- und Boden-Ideologie“ der Nazizeit) und erst im Laufe der späten Fünfzigerjahre gab es wieder die ersten Organisationen, die sich um die Erforschung der Erdstrahlungen kümmerten.

Große Verdienste haben sich die Ärzte Dr. Hartmann, Dr. Curry und Dr. Aschoff erworben, die zahlreiche Forschungen durchführten und exzellent belegen konnten, dass lebende Organismen sehr wohl unter dem Einfluss geopathogener Zonen anders reagieren als an neutralen Orten.

1988 wurde von Prof. König in Wien eine groß angelegte, staatlich geförderte Studie zum Thema Geopathien durchgeführt, mit dem Ergebnis, dass sich viele Körperfunktionen auf belasteten Plätzen verändern – und verändert bleiben, wenn sich die betreffende Person nicht aus der Störzone entfernt!

1992 hat Prof. Bergsmann ebenfalls eine Studie aus Österreich veröffentlicht, die zu ähnlichen, signifikanten Ergebnissen kommt.

Es kann also längst nicht mehr die Rede davon sein, dass Geopathien die „Hirngespinste“ einzelner Exoten sind, sondern die wissenschaftlichen Nachweise liegen vor, und sind auch allgemein zugänglich.

An der Universitätsklinik Innsbruck laufen derzeit mehrere Studien, die belegen, dass es einen ausgesprochen klaren Zusammenhang zwischen Störzonen und der Wundheilung gibt, dass aber auch das Betriebsklima und der Krankenstand von Mitarbeitern ganz wesentlich vom Vorhandensein von Störzonen bestimmt wird.

Warum dieses Wissen nicht schon längst Eingang in die Hochschulmedizin und in die Ausbildung künftiger Ärzte gefunden hat, liegt einerseits sicher daran, dass die messtechnischen Nachweismethoden immer noch nicht so einfach und allgemein verbreitet sind, andererseits auch daran, dass es in diesem

Gebiet eine Reihe an Scharlatanen gibt, die die seriöse Forschung immer wieder in Misskredit bringen.

Die Erfahrungen in der Praxis – und zwar durchgängig bei allen Naturheilkundlern, die sich dieser Problematik annehmen – belegen indes eindrücklich dass ohne die Sanierung einer geopathischen Belastung gerade bei chronischen Krankheiten eine Heilung nur sehr schwer erreicht werden kann.

Welche Störzonen gibt es?

Man unterscheidet in der Rutengängersprache zunächst das Globalnetz, auch Hartmanngitter genannt, nach seinem Entdecker, dem Allgemeinarzt und Rutengänger Hartmann aus der Nähe von Heidelberg, das man auf der ganzen Erde verteilt findet. (Daher der Name „Global“netz.) Seine Kreuzungszonen liegen, je näher man dem Polarkreis kommt, immer dichter zusammen, je mehr man sich dem Äquator nähert, immer weiter auseinander. In Mitteleuropa sind die „Globalgittermaschen“ im Abstand von zwei bis vier Metern angeordnet, das heißt, alle zwei bis vier Meter kann man auf eine Globalgitterkreuzung treffen. Das Globalnetz ist horizontal ausgerichtet, d. h. es tritt im 20. Stock eines Hochhauses genauso zutage wie im Erdgeschoss. (Viele meiner Patienten meinten, Erdstrahlen seien nur an der Erde zu finden und daher nicht mehr wirksam, wenn man hohe Häuser baue – das ist ein Irrtum!)

Daneben gibt es das Currygitter, auch dieses nach seinem Entdecker, dem amerikanischen Arzt William Curry benannt (und nicht, wie ich anfänglich dachte, nach dem Gewürz).

Dieses hat „Maschen“ von ca. 40 bis 60 cm Weite, und man findet es im Abstand von ein bis drei Metern. Auch dieses hat eine horizontale Ausrichtung, ist also ebenfalls auf allen Stockwerken zu finden.

Es gibt in Rutengängerkreisen immer wieder Streitigkeiten darüber, wie groß und breit bestimmte Zonen sind oder sein dürfen, wie bestimmte Zonen beschaffen sind usw.

Ich kann diese akademischen Feinheiten nicht nachvollziehen und halte sie für die praktische Arbeit auch gar nicht für so entscheidend. Für mich als Praktikerin ist es wichtig, dass ein Rutenfühliger schlechte Plätze erkennt und den Patienten anweist, diese zu meiden, indem er ihnen einen guten Platz sucht, der zum Schlafplatz (oder Arbeitsplatz) taugt.

Das Benennen bestimmter Zonen ist ein Hilfsmittel für die Arbeit, genauso wie es die Skizzen sind, die manche Rutengänger anfertigen, andere nicht. Mit diesen Hilfsmitteln können bestimmte Dinge leichter erklärt werden, verständlich für den Laien und den Patienten, sie erheben aber keinen Anspruch auf „wissenschaftliche Überprüfbarkeit“.

Ich persönlich schätze es sehr, wenn ein Rutengänger eine Skizze anfertigt, denn dann kann ich einerseits dem Patienten erklären, wie seine Beschwerden mit den Störzonen zusammenhängen, andererseits können andere Untersucher die Ergebnisse dieses Rutengängers nachprüfen.

Das dritte umfassende Netzsystem ist der Benker-Kubus oder Benkergitter, ein System von Magnetzonen in vertikaler Richtung. Das heißt, dieses System kann im einen Stockwerk eines Hauses vorhanden sein, im anderen Stockwerk aber nicht.

Beim Benkersystem wechseln sich immer „gute", sprich magnetische Zonen mit ungünstigen, sprich elektrischen Zonen ab. Die elektrischen Zonen entsprechen dem elektrischen Pol des Aschoff'schen Schwingungsgerätes und bewirken eine „chaotische Regulation", während die magnetischen Zonen dem magnetischen Aschoff'schen Pol und einer „geordneten Regulation" zuzuordnen sind.

Diese Wechselwirkung zwischen magnetischen Phänomenen und elektrischen ist zunächst vielleicht schwer begreifbar. Ich möchte es daher an praktischen Beispielen etwas klarer machen:

Elektrizität ist für den Menschen überwiegend schädlich. Man hält schon Kleinkinder davon ab, in Steckdosen zu fassen, weil man weiß, wie gefährlich und potenziell tödlich elektrische Schläge sein können. Die zerstörerische Wirkung elektrischer Entladungen kann man auch bei Blitzeinschlägen beobachten. Der Nachweis zunehmender Hirntumoren bei langjährigem Gebrauch von Mobiltelefonen ist der neueste Beleg für die Gefahr, die von elektrischen Feldern ausgeht.

Magnete hingegen sorgen für Ordnung in der Materie. Schon in der Schule hat mich der Versuch in der Physik beeindruckt, bei dem sich in Anwesenheit eines magnetischen Feldes vorher ungeordnete Eisenfeilspäne „selbstständig" in eine ordentliche Formation begaben. Auch in der Schulmedizin werden Magnetfelder eingesetzt, beispielsweise bei der Heilung schwieriger Knochenbrüche.

Außerdem unterscheiden Rutengänger noch die Wasseradern, unterirdische Wasserläufe, die je nach Jahreszeit und Schneeschmelze unterschiedlich breit und stark sein können. Als Wasserläufe gelten nur natürlich vorkommende Wasser, also keine Wasserleitungen, keine feststehenden Tümpel, sondern nur Wasser, das fließt.

Ich erfuhr, dass es Rutengänger gibt, die auf Landkarten von Wüstengebieten dort tief liegende Wasserläufe entdecken konnten, sodass man sie als Hilfspersonen beim Brunnenbau z. B. in der Sahelzone eingesetzt hat.

Es gibt auch Ölgesellschaften, die Rutengänger für die Suche nach neuen Ölvorkommen einsetzen. Es ist für mich immer wieder erstaunlich und befremdlich, dass diese Fähigkeit in der Industrie zwar anerkannt wird – da, wo ein wirtschaftlicher Gewinn erwartet wird, nicht aber in der Medizin, wo der Gewinn viel größer wäre ...

Ein Gegenbeispiel war ein Rutengänger von der Schwäbischen Alb, der die Landesregierung von Baden-Württemberg inständig bat, die geplante Autobahntrasse nicht über eine bestimmte Route zu führen, weil dort unterirdisches Wasser fließe. Die Regierung hörte nicht auf ihn, die Autobahn wurde so gebaut wie geplant und rutschte nach ergiebigen Regenfällen denn auch prompt ab, wodurch erheblicher Sachschaden und gewaltige Folgekosten entstanden.

Eine weitere Gruppe von Phänomenen sind die geologischen Brüche, die Spalten und die Erdverwerfungen, teils mit Wasserführung, teils ohne Wasser.

Diese Phänomene kann man im Übrigen auch in der Natur gut beobachten, man braucht nur einmal an einem Steinbruch entlangzugehen, da sind diese Schichten gut sichtbar. Auch am Albtrauf oder an felsigen Steilküsten können die Erdschichten mit bloßem Auge betrachtet werden.

Dessen ungeachtet gibt es immer noch Menschen, die behaupten, es gäbe Phänomene wie Erdverwerfungen nicht – obwohl sie deutlich sichtbar sind! Da scheint es so zu sein wie in jenem Palmström-Gedicht von Christian Morgenstern, wo nicht sein kann, was nicht sein darf – zumindest in der Weltanschauung bestimmter Zeitgenossen.

Die Wissenschaft des Feng shui, die vor allem in östlichen Kulturen beheimatet ist, kümmert sich um die positiven oder negativen Einflüsse von Energien im Raum. Dabei wird davon ausgegangen, dass ein Bett am besten in Nord-Süd-Richtung positioniert werden sollte, damit das Erdmagnetfeld in der Nacht seine „heilsamen“ Wirkungen auf den Menschen entfalten kann. Ich habe aber die Erfahrung gemacht, dass bei derlei Aktionen, um die Schlafzimmer zu optimieren, der Einfluss der ortsständigen Störzonen nicht beachtet wird. Dann steht zwar hinterher das Bett auf der Nord-Süd-Achse, aber immer noch auf Geopathie – mit allen negativen Folgen für die Gesundheit.

Eine Gruppe weniger beachteter, vom Menschen verursachter Störzonen sind die Auswirkungen von Hochspannungsleitungen, Transformatorenstationen, Eisenbahntrassen und anderer, von Menschen gemachten Strahlungsquellen. Immer noch werden in heutiger Zeit Neubaugebiete in die Nähe von Überlandleitungen auf die „grüne Wiese“ geplant, obwohl sich die Belege für die Schädlichkeit von Strom und Elektrosmog auf menschliche Organismen häufen. Offenbar müssen noch mehr Menschen krank – oder zumindest kränklich – werden, bevor die Verantwortlichen aufwachen und derlei abstellen.

Eine Studie in Skandinavien hat beispielsweise klar belegt, dass es einen engen Zusammenhang gibt zwischen der Dauer der Handybenutzung und dem Auftreten eines „Akustikusneurinoms“ – einem sonst eher selten beobachteten Tumor im Kopfbereich. Es konnte sogar nachgewiesen werden, dass diese

Tumoren in der Region des Ohres entstanden, auf dem telefoniert wurde – nicht aber am anderen, freien Ohr.

Kann man Rutenfühligkeit lernen?

Es gibt mittlerweile einige Organisationen, die sich die weitere Erforschung der Erdstrahlung zum Ziel gesetzt haben, und die auch Ausbildungskurse anbieten. So kann jeder, den diese Phänomene interessieren, selbst herausfinden, ob er eine „Fühligkeit" hat oder nicht. Normalerweise reicht es jedoch nicht aus, an einem der angebotenen Wochenendseminare teilzunehmen, um hinterher verantwortlich als Rutengeher arbeiten zu können – dazu sollte man schon eine Ausbildung in einem Fachinstitut absolvieren und sich auch einer Prüfung unterziehen. Schließlich geht es nicht darum, eine Spielerei als Hobby auszuüben, denn die Ratschläge, die man kranken Menschen anschließend erteilt, haben weitreichende Auswirkungen auf deren weiteres Leben – und teilweise Überleben.

Rutenfühligkeit kann man lernen, man muss nur ausreichend üben

Daher sollte ein guter Rutengänger auch immer anstreben, die guten, ungestörten Plätze zu suchen. Das alleinige Auffinden der Störzonen hilft den Patienten noch keinen Meter weiter!

Ich selbst konnte am Anfang meiner Tätigkeit nichts selbst erspüren – ich habe diese Fähigkeit dann aber systematisch trainiert, und heutzutage reichen meine Fähigkeiten, um zu erkennen, ob Belastungszonen vorliegen, oder nicht – und das ist für meine Tätigkeit völlig ausreichend.

Unser Rutengänger erzählte uns, dass er zu Beginn seiner Tätigkeit mit seiner Frau immer am Wochenende in Steinbrüche gegangen sei, um dort mit der Rute zu „üben" und sich zu eichen.

Seine Frau musste dabei unten am Steinbruch stehen, während er oben entlangging, und immer, wenn er glaubte, eine bestimmte Zone gefunden zu haben, musste sie dies von unten bestätigen oder verneinen. So sei er mit der Zeit immer sicherer geworden.

Die zweite „Sicherung", die er bei seinen Untersuchungen einbaute, war, dass seine Frau immer mitkam. Auch sie war rutenfühlig, sie untersuchte, unabhängig von ihrem Mann und ohne seine Ergebnisse zu kennen, den gleichen Schlafplatz noch einmal, und erst, wenn beide das Gleiche gefunden hatten, wurde ein Befund dann aufgemalt. Wenn es Unterschiede gab, wurde erneut geprüft, denn auch Rutengänger können Fehler machen oder haben einen schlechten Tag, und da fand er es gut, einen „Kontrolleur" dabeizuhaben.

Da unterschiedliche Rutengänger sich auf unterschiedliche Art und Weise „eichen", kann es sein, dass sie das, was sie finden, unterschiedlich benennen.

Dies ist aber kein Zeichen dafür, dass die Untersuchung des einen oder anderen nichts taugt, sondern einfach Ausdruck unterschiedlicher Bewertungssysteme. Gute Rutengänger kommen an einem bestimmten Platz zu den gleichen Ergebnissen, auch wenn der eine das Phänomen vielleicht eine Verwerfung nennt, der andere einen Bruch.

Entscheidend wichtig für den Patienten ist doch, dass der Rutengänger erstens den „schlechten Platz“ als solchen erkennt und zweitens einen „guten Platz“ findet und zuweist. Lassen Sie sich also durch unterschiedliche Namen und Begriffe nicht verwirren, sondern überprüfen Sie das, was der Rutengänger gefunden hat, anhand Ihres Befindens und Ihrer Schlafqualität. Dazu sollten Sie das Bett an die Stelle umstellen, die der Rutengänger als ungestört gefunden hat – und innerhalb der ersten sechs Wochen nach Schlafplatzumstellung sollte sich Befinden und Schlafqualität deutlich verbessern. Dies wird mir immer wieder von Patienten bestätigt, die es genau so gemacht haben, denn die Unterschiede verspürt man erst im Nachhinein – der Mensch gewöhnt sich nämlich an vieles, leider auch an schlechte Schlafplätze.

Welche Symptome kann man bei Geopathien erwarten?

- Unsere Erfahrungen gehen dahin, dass Wasserläufe häufig in Zusammenhang mit rheumatischen Beschwerden, mit Morgenmüdigkeit, mit Allergien und mit vermehrtem Traumschlaf zu bringen sind.
- Currygitter alleine können Organbeschwerden auf den Kreuzungspunkten mitverursachen, das gleiche Phänomen sieht man auch bei Globalnetzkreuzungen alleine.
- Spalten, Brüche und Verwerfungen werden häufig bei Durchschlafstörungen gefunden, bei Angstträumen, Depressionen, Streitsucht, Nachtschweiß und extremer Müdigkeit sowie bei Symptomen an Augen, Stirn und Kiefer. Diese Phänomene sind aber auch in der Lage, alle anderen Symptome zu verstärken.
- Strombelastungen verstärken und verursachen Schweißausbrüche, Allergien und Muskelverspannungen.
- Elekromagnetische Belastungen können Nachtblindheit verstärken und zu Hormonstörungen beitragen.

Ganz generell ist es so, dass die Symptome des Patienten umso heftiger zu sein scheinen, je mehr verschiedene Störzonen an einem bestimmten Punkt zusammenkommen.

- Für einen so genannten Krebspunkt braucht es die Kombination aus zwei Spalten, einem Globalnetz und einem Currynetz, oder einen Spalt mit Wasser und Global- und Currynetz. Wenn Menschen sehr strahlensensibel oder besonders geschwächt sind, braucht es oftmals gar keinen Kreuzungspunkt mehr, um sie krank zu machen, dann reicht eine einfache Verwerfung schon aus – auch deswegen noch einmal mein dringender Appell: Weg vom gestörten Platz, keine sonstigen Experimente!

Bleiben diese Zonen immer gleich?

Diese Frage kann man wie das berühmte „Radio Eriwan" beantworten: Im Prinzip ja, aber ... Wir wissen, dass wir noch nach Jahrzehnten, ja sogar Jahrhunderten die alten Kultstätten und die dortigen Kraftplätze finden und messen können – also müssen die Zonen stabil bleiben, sonst wäre dies nicht möglich.

Auch Patienten, die eine Bettumstellung hinter sich haben und die ich nach Monaten oder Jahren wieder einmal teste, haben in aller Regel nach wie vor einen unbelasteten Schlafplatz im kinesiologischen Muskeltest – also genügt eine einmalige Umstellung auf einen guten Platz. Ich habe zuweilen schon den Einwand gehört, es sei völlig sinnlos, Betten zu verschieben, die Zonen würden sich ständig verschieben. Das kann ich nicht bestätigen, im Gegenteil. Mir kommt es eher so vor, dass besagte Kritiker den Verkauf von Abschirmgerätschaften im Auge haben, und daher „pro domo" argumentieren.

Andererseits gibt es verschiedene natürliche Einflüsse, die die Zonen verändern können. Auch vom Menschen hervorgerufene Änderungen können eine Rolle spielen. Auf all diese möchte ich kurz eingehen.

Es gab und gibt in allen Zeiten bestimmte Menschen, die sich „wetterfühlig" nennen, und an diesem Phänomen ist etwas dran. Bei Vollmond beispielsweise verändern sich bestimmte geologische Formationen, sodass, laienhaft gesprochen, „Störzonen breiter werden". Das kann zur berühmten Schlaflosigkeit bei Vollmond führen. Das umgekehrte Phänomen kann man bei Regen und Tiefdruckgebieten beobachten. Hierbei verschmälern sich die Störzonen, und die Schlafqualität kann sich verbessern. Die Schneeschmelze im Frühjahr ist ebenfalls ein natürliches Ereignis, das die Wasserläufe verändert. Ganz klar kann man dies am Anschwellen der Flüsse beobachten, aber auch Wasserfälle, die aus den Felsen kommen, werden im Frühjahr kräftiger.

Schädigungsfaktoren

Es ist mit den Erdstrahlen wie mit allen anderen möglichen Schädigungsfaktoren auch: Ein Faktor alleine macht üblicherweise nicht krank, es ist die Summe aller Faktoren und es ist die Dauer der Einwirkung, die bestimmt, wer und was erkrankt.

Ein Naturereignis wie ein Erdbeben verändert die geologische Formation ganz entscheidend. Wenn also im Umkreis des Wohnortes ein Erdbeben stattfindet, so kann man damit rechnen, dass sich geopathogene Zonen von ihrer Lage her verändern. Dann kann es passieren, dass ein vorher ungestörter Schlafplatz danach gestört ist, aber auch das Gegenteil kann eintreten.

Noch banaler sind die Veränderungen, die der Mensch anstellt, dafür aber keinesfalls harmloser. Immer dann, wenn ein neues Haus gebaut wird, werden ja erhebliche Erdmassen bewegt, um die Fundamente auszuschachten, die Versorgungs- und Entsorgungsleitungen zu legen usw. Dabei werden natürlich geologische Formationen verändert. Etwas Ähnliches passiert, wenn ein Hofraum asphaltiert oder ein Garten neu gestaltet wird. Überall da, wo Bäume entwurzelt oder gefällt werden, kann sich das Erdreich potenziell verändern.

Mein Mann und ich wurden selbst „Opfer" dieses menschlichen Waltens. Wir haben bei unserem Umzug in eine Neubauwohnung das Schlafzimmer ausgetestet, und zu unserer Freude gab es dort keine Störzonen. Keine drei Monate nach unserem Einzug beschlossen die Hausbesitzer, dass nun auch der Hofraum in einen ordentlichen Zustand gebracht werden müsse. Es rückten also Asphaltrührmaschinen an, Rüttler, Kieslaster, und innerhalb einer Woche wurde unter Riesengetöse der Hof mit einer Asphaltschicht überzogen. Nun, das Ganze sah jetzt schön aus, aber nach einigen Wochen konnten mein Mann und ich im Schlafzimmer kaum noch zur Ruhe kommen. Wir testeten nach, und uns rührte fast der Donner: Die Verschönerungsaktion des Hofes hatte uns eine Störzone mitten durch unser Bett beschert!

Ein Umstellen des Bettes in dem engen Zimmer konnte das Problem nicht lösen. Folglich beschlossen wir schweren Herzens, dass wir fortan „getrennt" schlafen müssten. Dies verbesserte unsere Schlafqualität, verschlechterte jedoch unsere Lebensqualität und führte dazu, dass wir uns nach einer anderen Wohnung umschauten.

Es gibt Rutengänger, die darüber hinaus auch die elektrische Feldstärke eines Schlafzimmers bestimmen, dazu die elektromagnetische Ladung. Hierzu gibt es kleine Geräte, die akustisch die jeweilige Ladung angeben, mit Skalen, an denen die Werte dann abgelesen werden können. So wird auch ein Eindruck über die anderen Belastungsfaktoren möglich.

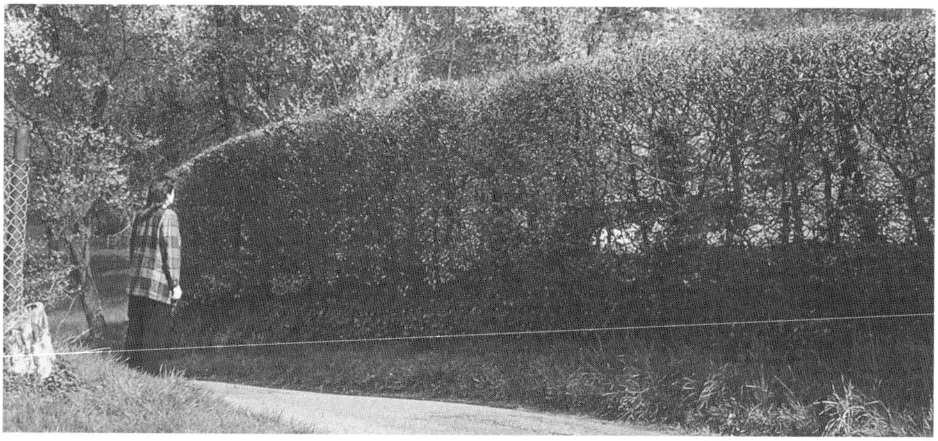

Auch Hecken werden auf Störzonen in ihrem Wuchs beeinträchtigt.

Was bewirken Erdstrahlen im menschlichen Körper?

Ich hatte bis dahin schon verstanden, dass bestimmte Zonen das Magnetfeld der Erde verändern können, und dass es sogar Instrumente gibt, mit denen diese Veränderungen gemessen werden konnten. Des Weiteren war mir klar geworden, dass ich Schädigungszonen auch an ihren Auswirkungen auf Pflanzen und Tiere feststellen konnte, demnach indirekt. Wird das Magnetfeld der Erde durch bestimmte geopathogene Zonen verändert, geht die Änderung immer in Richtung „elektrisch“, damit mehr in Richtung Chaos und Unordnung, in Richtung von weniger Organisation.

Ich dachte zurück an das, was ich einmal im Studium über den Körper gelernt hatte. Unsere Zellen sind alle schwach elektrisch geladen, und von einer Zelle zur anderen wandern ständig kleinste elektrische Ströme, zusammen mit Ionen, die ein Teil des Informationssystems sind, mit dem der Körper dafür sorgt, dass er ständig über alles informiert ist, was irgendwo vorgeht.

Die Vermittlerrolle dieses gigantischen Informationsapparates spielt das vegetative Nervensystem mit zahllosen Botenstoffen und elektrischem Ladungsaustausch an allen Nervenschaltstellen (Synapsen). Dort wird Information aufgenommen, kann aber auch verändert werden, indem es Rückmeldungen an die Zentrale (das Gehirn) gibt, aber auch Rückmeldungen zu den Organen – alles in allem ein weit verzweigtes, hochkompliziertes und äußerst störanfälliges Wunderwerk.

Zwar sind es nur winzige Strommengen, die zwischen den einzelnen Zellen des Körpers hin- und herfließen, jedoch sind diese von ungeheurer Wichtigkeit für das vernünftige Funktionieren unserer Organe und Zellen. Wenn also die Organisation des vegetativen Nervensystems gestört wird, so hat dies weitreichende Auswirkungen auf die Organe und ihre „Innenströme“.

Das erste System im Körper, das ständig Strom erzeugt, ist das Gehirn

Ja klar, das wusste ich aus dem Studium, die Gehirnströme konnten sogar gemessen werden, mithilfe des EEG, des Elektroencephalogramms, was nichts anderes heißt, als „Aufzeichnung der elektrischen Ströme des Gehirns“.

Wird nun von außen ebenfalls ein elektrisches Feld erzeugt wie im Fall der Kuscheltiere, oder über eine Veränderung des Erdmagnetfelds in Richtung „mehr Elektrizität“ wie bei einer geopathischen Zone, so stört dieser stärkere Fremdstrom die Impulsübertragung im Gehirn mit der Folge, dass dort „falsche“ Informationen weitergetragen werden.

Man kann dieses Phänomen vergleichen mit einem Radio, bei dem der Sender nicht mehr richtig auf Empfang eingestellt ist. Das Musikstück, das läuft, kann nicht mehr genau erkannt werden, es klingt verzerrt und es rauscht; damit kann auch der Text nicht mehr exakt verstanden werden. Somit werden Irrtümer bei der Informationsweitergabe möglich.

Erreicht also – eine verfälschte Information – die Nachbarzelle im Körper, wird diese verfälschte Information immer weiter verfälscht bis an die übergeordneten Schaltzentren weitergeleitet. Das wiederum bedingt in der Folge ein falsches Zusammenspiel der nachgeordneten Organe, weil ja fehlerhafte Impulse ankommen, verarbeitet und weiterübertragen werden.

Die Regulationszentren im Gehirn geben demnach „verfälschte" Befehle zurück an den Körper und die Organe, und damit wird die Grundlage gelegt für ein „fehlerhaftes" Zusammenspiel im Organismus; und das wirkt wie „Sand im Getriebe".

Nun ist es nicht so, dass so etwas zu sofortigen und nicht mehr gutzumachenden Schäden im Körper führt, denn unser Körper hat diverse Reparatur- und Kontrollinstanzen. Wenn aber lange Zeit die gleichen „Fehlreize" ein System belasten, kann dies zu größeren Folgen führen.

Zunächst wird das vegetative Nervensystem aus seinem harmonischen Zusammenspiel gerissen.

Dies kann man sich so erklären, dass durch den stärkeren „Strom" der Störinformation ständig die gleiche Botschaft an das vegetative Nervensystem weitergegeben wird. Das bedeutet, dass das vegetative Nervensystem in einer Position festhängt. Es wird entweder auf Daueraktivität „festgefroren" – im Falle der Überaktivität des sympathischen Anteils, oder erstarrt in Dauerpassivität – wie im Falle der parasympathischen Überaktivität. Das bedeutet aber in jedem Falle, dass das harmonische Abwechseln zwischen diesen beiden Polen unterbrochen und verhindert ist. Zu jedem dieser vegetativen Pole gehören bestimmte Funktionszustände im menschlichen Körper:

Stress wird als ein unangenehmes Ereignis betrachtet, das uns zwingt, entweder zu flüchten oder zu kämpfen

Der „Sympathikus" ist zuständig für das schnellere Schlagen des Herzens, für den Anstieg des Blutdrucks, für vertiefte, gesteigerte Atmung, für die gute Durchblutung unserer Muskeln, für das bessere Sehen usw. Diese Funktionen braucht man alle, wenn man in Stresssituationen gerät. Dieses Sellye'sche Stressmodell ist in der Schulmedizin sehr geläufig und wird dazu verwendet, die Entstehung von Stresskrankheiten wie Bluthochdruck und Herzinfarkt zu erklären.

Ich beschreibe es immer in einfachen Worten als die Situation, in die unsere Urahnen gerieten, wenn sie in grauer Vorzeit mit einem Mammut konfrontiert waren oder mit einem Feind aus dem Nachbarstamm.

Heutzutage haben wir es nicht mehr mit Mammuts zu tun, die Mechanismen, nach denen unser autonomes Nervensystem arbeitet, sind aber über die Jahrtausende annähernd gleich geblieben.

Der „Parasympathikus“ oder „Vagus“ als vegetativer Gegenpol ist zuständig für Schlaf, für die Senkung des Pulses und des Blutdrucks, für die gesteigerte Durchblutung der inneren Organe, um eine gute Verdauung zu ermöglichen. Er dient also der Regeneration, der Erholung und dem Stoffwechsel.

Ein gesunder Organismus pendelt regelmäßig zwischen diesen beiden Polen, um dem Menschen beides zu ermöglichen: Aktivität und Passivität. Wird jetzt aber, wie bei einer geopathischen Belastung, das Vegetativum an einem dieser Pole „eingefroren“, resultieren nach einer gewissen Zeitspanne so genannte Funktionsstörungen oder funktionelle Fehlsteuerungen im Körper. Das kann bedeuten, dass sich ein hoher Puls von alleine kaum mehr beruhigen will, dass ein hoher Blutdruck immer hoch bleibt, aber auch, dass Verdauungsstörungen oder Schlafstörungen resultieren, für die es – noch – keine organische Ursache gibt.

Bleiben die vegetativen Belastungsfaktoren lange Zeit bestehen, so können daraus schließlich sogar Organschäden entstehen, mit Degeneration oder maligner Entartung von Organen.

Man weiß inzwischen ganz genau, dass der Gebrauch von Handys, also Mobiltelefonen, die auf bestimmte Frequenzen eingestellt sind, das Auftreten von Gehirntumoren erheblich erhöhen. Die Studien dazu stammen überwiegend aus Skandinavien, weil dort mobile Telefone schon länger als bei uns gebräuchlich sind.

Es freut mich sehr, dass es zunehmend mehr Bürgerinitiativen gibt, die entschieden gegen die weitere Verbreitung von solchen Sendern vorgehen, denn solange es keine soliden Langzeitstudien gibt, die eindeutig belegen, dass mobile Telefone nicht schädlich für menschliche Organismen sind, solange möchte ich es doch mit der alten Medizinerdevise halten: Nil nocere – nicht schaden! Ständiger „Stromstress“ im Gehirn wird heutzutage auch als einer der Faktoren bei der Entstehung der Alzheimer Erkrankung und der Multiplen Sklerose angesehen.

Vegetative Belastungsfaktoren sind nicht nur die geopathischen Störzonen oder der elektrische Strom, auch „Elektrosmog“ genannt, sondern auch andere Umstände können das vegetative „Pendel“ festfrieren. Solche Umstände können seelische Schocks sein, Giftstoffe, eine schlechte Darmflora, ein ständig entzündeter Zahn, chronisch vereiterte Mandeln und vieles andere mehr.

Es gibt in der Ärzteschaft eine erbitterte Debatte darüber, ob es „chronische Entzündungen“ überhaupt gibt, z. B. an Mandeln oder Blinddarm; unsere Erfahrung geht jedoch dahin, dass unterschwellige Entzündungs- oder Reizzustände wie Störfelder im Organismus wirken und sehr wohl dramatische Auswirkungen auf die Gesundheit haben können.

Gleiches gilt im Übrigen auch für „tote“ Zähne, das heißt für solche, deren Nerv nicht mehr lebt (also wurzelgefüllte Zähne, an der Zahnwurzel operierte, anderweitig abgestorbene Zähne). Alle Zähne haben Beziehungen zu bestimmten Organen im Körper, die sie deshalb auch beeinflussen können.

Ein guter Zahnarzt weiß um diese Zusammenhänge und bezieht sie auch in sein Tun mit ein.

Beispielsweise wird er niemals einen gesunden Zahn im Oberkiefer entfernen – häufig der Zahn hinter dem Eckzahn, um auf diese Weise Platz zu schaffen für einen großen Eckzahn, denn gerade dieser 4er-Zahn hat eine intensive Beziehung zur Leber und zur Galle, unserer „Chemiefabrik“ im Körper, wo die Hauptlast des Stoffwechsels getragen wird.

Aus dem eben Gesagten wird klar, dass eine wirklich „ganzheitliche“ ärztliche Behandlung auch diese anderen Störfaktoren beachten muss. Ohne eine ungestörte vegetative Funktion wird Gesundheit auf Dauer nur schwerlich aufrechtzuerhalten sein.

Das zweite System, das aus sich heraus Strom erzeugen kann, ist das Herz

Auch das wusste ich schon aus meiner ärztlichen Erfahrung, denn die Ströme des Herzens werden bei fast jedem Menschen im Laufe seines Lebens irgendwann einmal abgeleitet, in Form des EKGs, des Elektrokardiogramms. Diese ärztliche Untersuchung ermöglicht unter anderem die Erkennung von Herzinfarkten und schwerwiegenden Herzrhythmusstörungen, die ärztlicher Behandlung bedürfen.

Damit ist auch schon umrissen, was passieren kann, wenn ein elektrisches Feld von außen den inneren Stromfluss stört und behindert.

Es kommt als erstes zu einer Störung in der Feinabstimmung des vegetativen Nervensystems. Der Herzmuskel ist ja ein Muskel, der aus sich heraus arbeitet, also nicht unserem Willen unterliegt. Die „Vollautomatik“ des Vegetativums sorgt im Normalfall dafür, dass die Herzaktion genau an die Bedürfnisse des Körpers angepasst wird.

Das Herz schlägt normalerweise dann schneller, und pumpt mehr Blut je Minute, wenn wir Treppen steigen oder schnell rennen müssen, während es im Schlaf genauso „vollautomatisch“ langsamer schlägt und damit weniger Sauerstoff verbraucht.

Störungen des Herzrhythmus

Es kann durch Störungen der vegetativen Vollautomatik zu Störungen des Herzrhythmus kommen. Nach entsprechend langer Einwirkzeit kann es sogar Störungen der Herzdurchblutung geben, ebenso kann die Pumpkraft des Herzens geschwächt werden. Der Patient spürt dies als Engegefühl in der Brust, als Herzstolpern, als Stiche oder Schmerz, manchmal auch nur als Leeregefühl oder Bangigkeit im Herzbereich.

Das dritte Strom erzeugende System ist die Skelettmuskulatur

Auch das war mir klar: Damit große Muskelgruppen wie die Beinmuskeln oder die Bauchmuskeln sinnvoll zusammenarbeiten können, bedarf es der schnellen Information zwischen den einzelnen Zellen, um festzulegen: „Welche Muskelgruppe muss sich jetzt gerade zusammenziehen, welche muss lockerlassen, damit Bewegung geordnet ablaufen kann?“

Ich wusste auch, dass Strom von außen in der Rehabilitationsbehandlung von Lähmungen eingesetzt wird, um die Muskulatur zum Zusammenziehen anzuregen und damit den Muskel passiv zu „beüben“. Auch bei bestimmten rheumatischen Erkrankungen werden feine, zarte Ströme therapeutisch eingesetzt, um die Muskelspannung zu verändern.

Ich verstand, dass hier stärkere Fremdströme von außen und Störungen der vegetativen Feinregulation zu ungeordneter Muskelanspannung führen konnten. Die Folge davon sind Verkrampfungen der Muskulatur und deren dauerhafte Verhärtung. Dies bewirkt Gefühle wie Muskelkater und das Gefühl, völlig zerschlagen, wie durchgeprügelt zu sein.

Konnte das einer der Gründe für das so genannte „Weichteilrheuma“ mancher Patienten sein?

War das die tiefere Ursache, warum bei manchen Menschen eine Massage etwas bewirkte, bei anderen nicht? Konnten so chronische Myogelosen (Muskelverhärtungen) erklärt werden, obwohl die Betroffenen fleißig ihre Dehnungsgymnastikübungen machten? War das auch der Grund dafür, dass manche meiner Patienten fast süchtig nach Reizstromtherapien waren? Wie ein Junkie, der immer wieder einen „Schuss“ braucht, so benötigten diese Patienten, die eine Strombelastung ihres Schlafplatzes hatten, immer wieder eine kleine Dosis Strom.

Schon zu diesem Zeitpunkt schien mir, als hätte ich etwas an Wissen für mich neu entdeckt, das mir helfen könnte, meine Patienten noch besser und effektiver zu behandeln.

Wie es weiterging

Wenn die Umstellung des Bettes, das Entfernen der Kuscheltiere und das Herausdrehen einer einzigen Stromsicherung solch dramatische Effekte haben konnte, musste ich dieses Phänomen weiter untersuchen.

Zunächst verschlang ich alles an Literatur, was ich zu diesem Thema finden konnte, angefangen von Käthe Bachlers: „Erfahrungen einer Rutengängerin" bis zu den wissenschaftlichen Untersuchungen von Bergsmann und König über die Auswirkungen von „Geopathien" auf das Wachstum von Pflanzen und das menschliche Blut. Dazwischen las ich die Privatstudie des Freiherr von Pohl, der die Schlafplätze des ganzen Städtchens Vilsbiburg erforscht hatte, und dort festgestellt hatte, dass sich schwere Krankheiten wie Krebs vorzugsweise auf Plätzen ereigneten, die maximal belastet waren.

Das Faszinierende an dieser Arbeit war nicht nur die Einzelbeobachtung, sondern dass er über Generationen zurückverfolgte, wer an welchen Plätzen geschlafen hatte, und anhand der Einträge im Archiv des Arztes am Ort feststellen konnte, dass alle (!!!) Krebsfälle am Ort mit stark erdstrahlenbelasteten Schlafplätzen zusammenfielen. (Mittlerweile habe ich mit Hans von Zeppelin einen Rutengänger und Geobiologen kennengelernt, der diese revolutionäre Feldstudie in seinem Heimatort im Schwarzwald wiederholt hat – mit genau den gleichen Ergebnissen!)

Das konnte doch kein Zufall sein!?

In meiner Freizeit war ich immer schon gerne mit meinem Mann durch die Natur gegangen und hatte mich an Feld, Wald und Wiesen erfreut. Jetzt bekamen diese Spaziergänge noch einen völlig neuen, überraschenden Aspekt: Ich suchte nach Anzeichen für geopathische Schädigungen an Bäumen und Pflanzen, und ich wurde bald fündig. Mein zunehmend geschultes Auge entdeckte Schiefwüchse von Bäumen und das Auftreten von zwei Baumstämmen anstelle von einem – so ein Phänomen wird in der Fachsprache „Zwiesel" genannt. Ich nahm Baumstämme wahr, die sich spiralig wanden anstatt gerade zu wachsen. Flecken voller Brennnesseln mit zahlreichen Ameisenkolonien daneben waren für mich plötzlich aussagekräftig geworden.

Ich sah und fotografierte kreisförmige Anordnungen bestimmter Gräser über unterirdischen Wasserläufen, Hecken, die an einigen Stellen hervorragend wuchsen, deren Rest jedoch schlecht gepflegt und wachstumsgestört aussah. Ich sah knollige Auswüchse an Bäumen, die "Krebsknoten" genannt werden – und ich wunderte mich immer mehr, warum mir all diese Dinge nicht schon früher ins Auge gestochen waren.

In unserem eigenen Garten wuchsen zehn Nadelgewächse, die alle im gleichen Frühjahr gepflanzt worden waren. Acht von diesen gediehen prima, wäh-

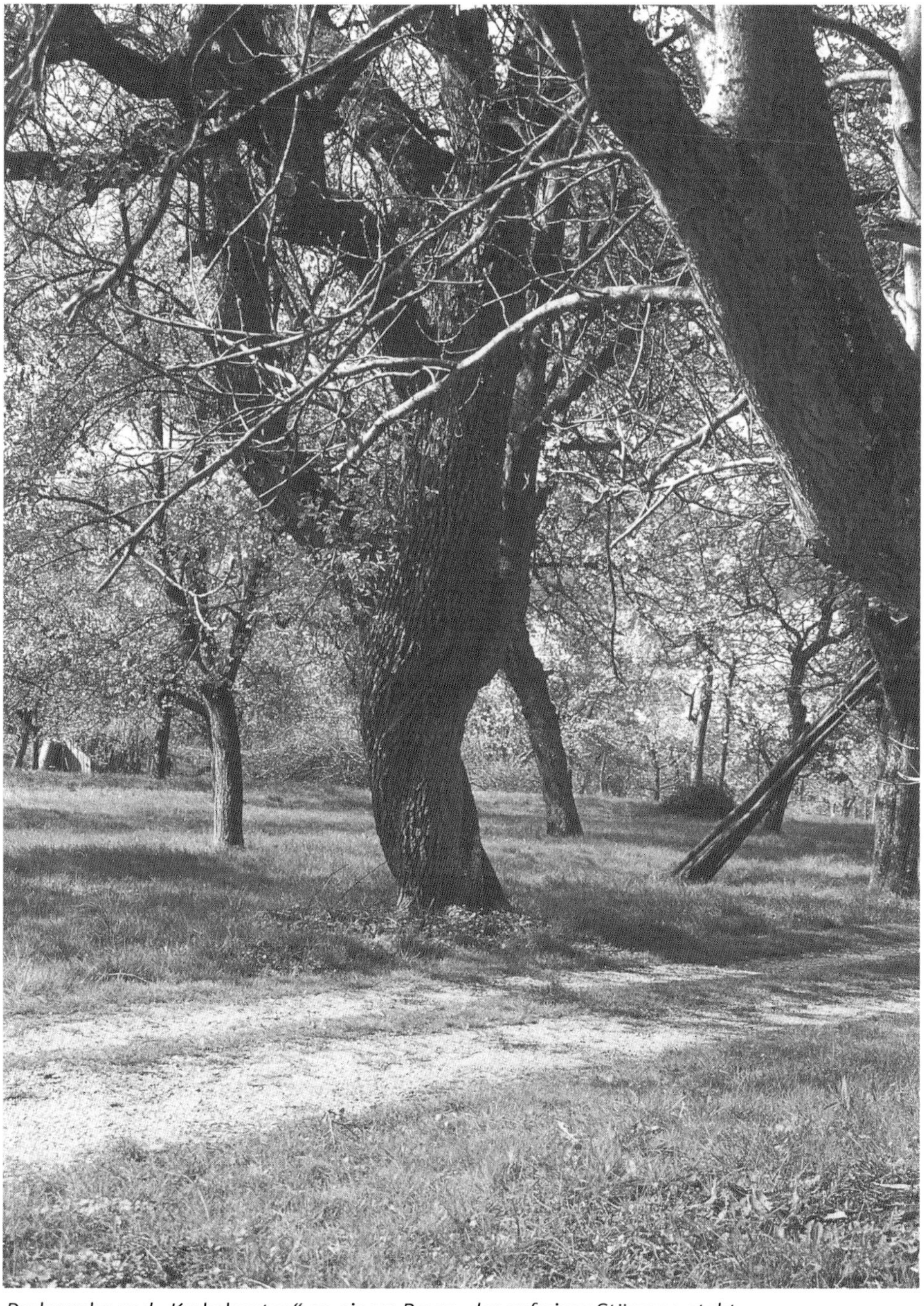

Drehwuchs und „Krebsknoten" an einem Baum, der auf einer Störzone steht.

rend die restlichen beiden verkorkst aussahen und lediglich das „Unkraut“ drumherum in Scharen wachsen wollte.

Ich sah diese Phänomene und begann, mir per Übung eine gewisse Rutenfühligkeit anzueignen. Von meinem Mann lernte ich einen einfachen Armlängentest (nach Raphael von Assche).

Bei Menschen, deren Regulation im Körper ungestört ist – und davon ging ich bei mir aus – zeigt dieser Test solange die gleiche Armlänge an beiden Armen, solange sie sich nicht auf einer Störzone befinden.

Ich stellte fest, dass meine beiden „mickrigen“ Nadelgehölze auf Störzonen gepflanzt worden waren, die ihr Wachstum behinderte. Das beruhigte mich, denn ich hatte schon befürchtet, es läge an mir und meinem fehlenden grünen Daumen.

Ich begann also, meine Unterarme „wedelnd“, durch die Natur zu spazieren und zu üben. Ich denke, für einen Beobachter muss es kurios ausgesehen haben, wie ich so an Hecken entlangging, alle paar Zentimeter die Arme erneut vor dem Körper zusammenführte, um zu sehen, ob die Daumen gleich lang geblieben waren oder ob sich die Armlänge verschob.

Der „Vorschub“ des einen oder anderen Daumens ist das Signal für Stress im Körper, hervorgerufen in diesem Falle durch Änderungen des Erdkraftfeldes auf dem Weg. So konnte ich nach und nach die Schadzonen erspüren, indem ich meine Arme als „Ruten“ gebrauchte.

Gleichzeitig entdeckte ich, während ich mit weitaus offeneren Augen durch die Gegend ging, noch viel mehr. Ich achtete auf Risse in Häuserfassaden, darauf, wo vorzugsweise Unkraut wuchs und wo sich Katzen gerne hinlegten. Katzen bevorzugen belastete Plätze zum Ruhen, während nichtdegenerierte Hunde ungestörte Plätze zur Ruhe suchen. Ich erwähnte schon, dass Kühe und Schafe ebenfalls zu den strahlenempfindlichen Tierarten gehören, während Ameisen und Termiten Störzonen suchen.

Mein Mann und ich hatten einen „Lieblingsitaliener“, wo wir gerne zum Essen hingingen.

Dort im Lokal stand einer der Tische an einem sehr belasteten Platz. Wir hatten diese Stelle ausgetestet. Wir schauten uns also mit großem Interesse die Menschen an, die sich, wie magnetisch angezogen, just an jenen Tisch setzten, auch wenn andere Tische frei waren. Dabei fiel mir auf, dass solche Menschen sicher schon einen gestörten Schlafplatz zu Hause haben mussten, dass sie sich im Lokal wieder einen ungünstigen Platz suchten: Sie sahen alle müde, erschöpft und ausgelaugt aus, mit einer ungesunden, leicht gräulichen Gesichtsfarbe und tiefen Ringen unter den Augen. Die Frauen wirkten vorgealtert, mit mehr Runzeln und Falten als dem Alter entsprechend, sie glichen vom ganzen Aussehen her starken Rauchern, kurz, es war ihnen anzusehen, dass sie nachts nicht gut schlafen konnten.

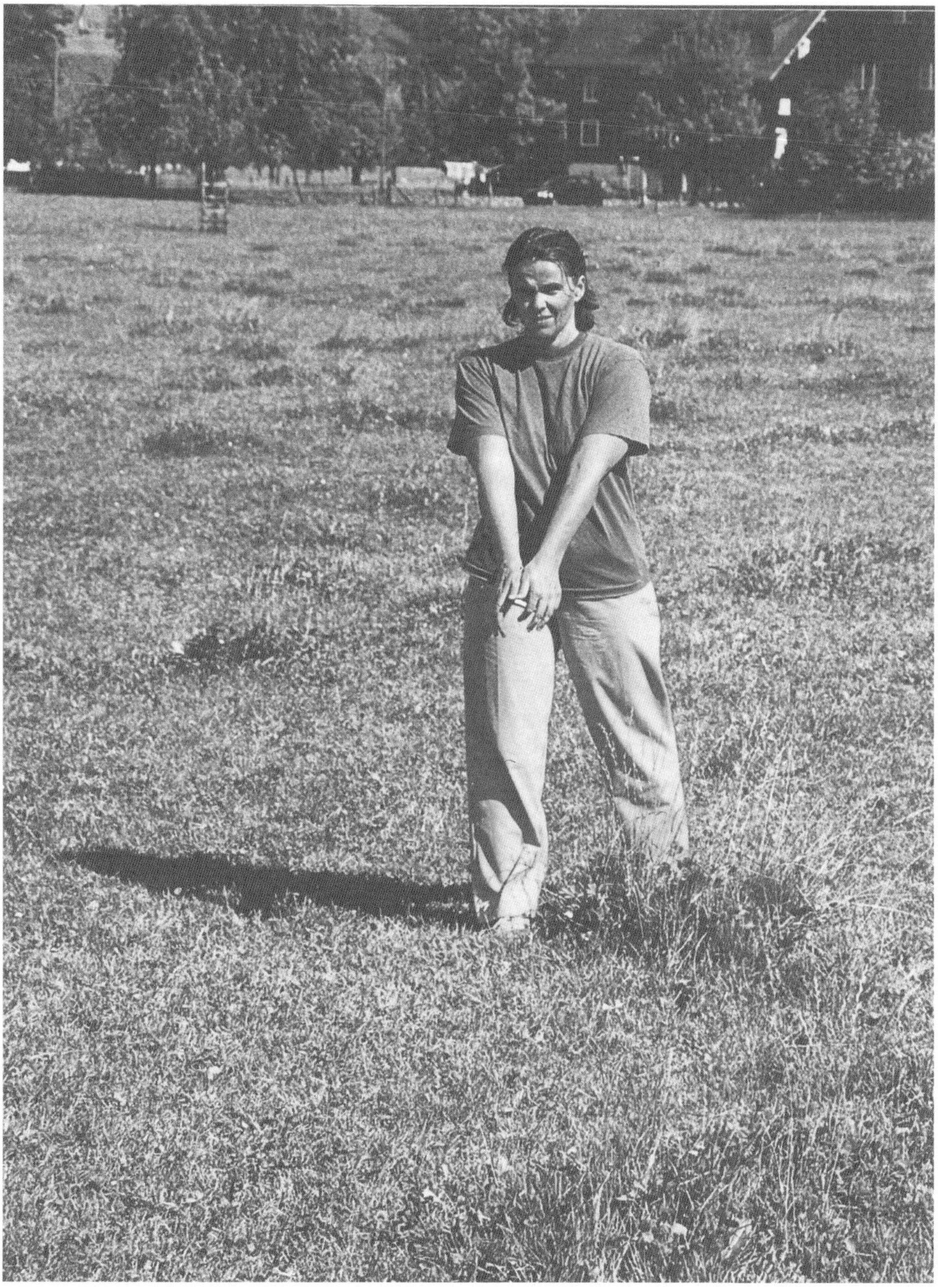

Der Armlängentest nach v. Assche ist ein gutes Hilfsmittel zum Auffinden von Störzonen (siehe auch Seite 31, „schlechtes Gras“).

Für meinen ärztlich geschulten Blick sahen sie alle „irgendwie krank" aus, ohne dass ich das hätte näher begründen können. Kinder, die an diesen Tisch gesetzt wurden, saßen nie sehr lange still. Sie wurden unruhig, kasperig, kurz, sie wollten von diesem ungünstigen Platz „fliehen", was viele dann auch taten, denn die „Instinkte" von Kindern sind meistens noch intakter als die der Erwachsenen.

Da fiel bei mir der Groschen: Genauso sahen einige meiner Patienten in der Praxis aus, die ich schon von ferne als „irgendwie krank" einschätzte, obwohl sie im Gepräch mit mir dann oft „nur" diffuse Missbefindlichkeiten zur Sprache brachten.

Konnte es sein, dass Geopathien die gemeinsame Ursache dieser Symptome waren? Konnten Erdstrahlenbelastungen das Aussehen von Menschen verändern? Und was war mit den Krebskranken, die Freiherr von Pohl alle mit gestörten Schlafplätzen in Verbindung gebracht hatte?

In meiner eigenen Praxis hatte ich einige Krebserkrankte, die keinen der gängigen Risikofaktoren für Krebs wie Rauchen, Stress, Fehlernährung aufwiesen und die trotzdem an Krebs erkrankt waren. Dazu kam eine Fülle chronisch Kranker, bei denen jede von mir vorgeschlagene biologische Therapie versagte, sei es Neuraltherapie, Akupunktur, Chirotherapie, Homöopathie oder anderes, während die gleichen Therapien bei anderen Patienten wunderbar halfen.

Woran lag das? Konnte es sein, dass meine ärztliche Hilfe bei verschiedenen Menschen so unterschiedliche Auswirkungen machen konnte? Lag es an mir? Oder hatte das alles mit den Erdstrahlen zu tun?

Ich wollte diese Dinge gründlich erforschen, und dazu brauchte ich die Hilfe meines Mannes.

Er hatte sich schon lange vor mir mit Dingen wie Geopathien beschäftigt und hatte in seinem „Testarsenal" bestimmte homöopathische Substanzen, die er regelmäßig benutzte, um geopathische Belastungen nachzuweisen. Ich bat ihn, mir eine „Geopathieampulle" zu basteln, die ich benutzen konnte, um bei meinen Patienten kinesiologisch, also per Muskeltest, eine geopathische Belastung festzustellen. Diese Ampulle gibt es in der Originalzusammensetzung noch immer, und inzwischen arbeite nicht nur ich damit, sondern weltweit zahlreiche Therapeuten.

Muskeltesten bei Verdacht auf geopathische Belastung

Mit dieser Ampulle begann ich, systematisch zu arbeiten. Meine Vorstellung war die, dass Geopathien, also schädigende Erdstrahlen, immer dann eine Rolle spielen konnten, wenn sonst erfolgreiche Therapiekonzepte versagten, wenn also Beschwerden eines Patienten nicht verschwinden wollten, schnell wiederkamen, Erkrankungen chronisch blieben oder eine Krebskrankheit neu auftrat.

Ich untersuchte jeden an Krebs erkrankten Patienten in der Praxis damit, jeden chronisch Kranken, alle Patienten, bei denen meine üblichen biologischen Therapien nicht oder nur unzureichend „anschlugen", alle Patientinnen mit unerfülltem Kinderwunsch, alle Patienten mit unklaren Depressionen und Angstzuständen, mit unklaren Befindlichkeitsstörungen, mit chronischer Erschöpfung, Infektanfälligkeit.

Der Testvorgang selbst ist sehr einfach und war deshalb bei mir und meinen Patienten sehr beliebt. Ich brauchte mich nur dem Patienten gegenüber zu stellen, meine linke Hand auf seine rechte Schulter zu legen (um ein gemeinsames Kraftfeld zu schaffen), und mit meiner rechten Hand kurz auf den ausgestreckten Arm meines Gegenübers zu drücken. Dabei war es nicht wichtig, mit dem Patienten ein regelrechtes „Armdrücken" zu veranstalten, sondern wichtig war herauszufinden, wie viel Kraft und Spannung in diesem Muskel war. Dann gab ich dem Patienten die „Geopathietestampulle" in seine freie, rechte Hand.

Beim zweiten Drücken ging es jetzt darum, herauszufinden, ob die Zusatzinformation „Geopathie" irgendeine Reaktion in diesem System hervorruft. Bekommt der Patient in seiner Muskulatur einen „Stress", wenn ich den Muskel frage: „Hast du ein Problem mit Geopathie"? Da der Muskel genauso wie das vegetative Nervensystem vollautomatisch reagiert und keine Lügen kennt, waren die „Muskelantworten" immer ganz klar und eindeutig.

Es gab nur zwei Möglichkeiten: Entweder der Muskel blieb stark, dann hieß das, dass der betreffende Patient keine geopathische Belastung hatte. Wurde der Arm des Patienten hingegen schwach und konnte nicht mehr ausgestreckt gehalten werden, dann hieß das für mich, dass der Patient eine geopathische Belastung hatte. Im Laufe der Zeit kam mir jedoch „Kommissar Zufall" zu Hilfe, und ich begann, die Lage der Hand, die die Geopathieampulle hielt, so zu variieren, dass ich die genauere Position der schädigenden Zone ermitteln konnte. Dadurch, dass der Patient die Hand beispielsweise vor das Becken führt und der Arm dort schwach wird, kann ich erkennen, dass die Beckenzone geopathisch belastet ist. Dieses „Spielchen" kann man mit allen Zonen des Körpers durcherproben und auf diese Art wird es möglich, eine ziemlich exakte Skizze der Belastungszonen anzufertigen.

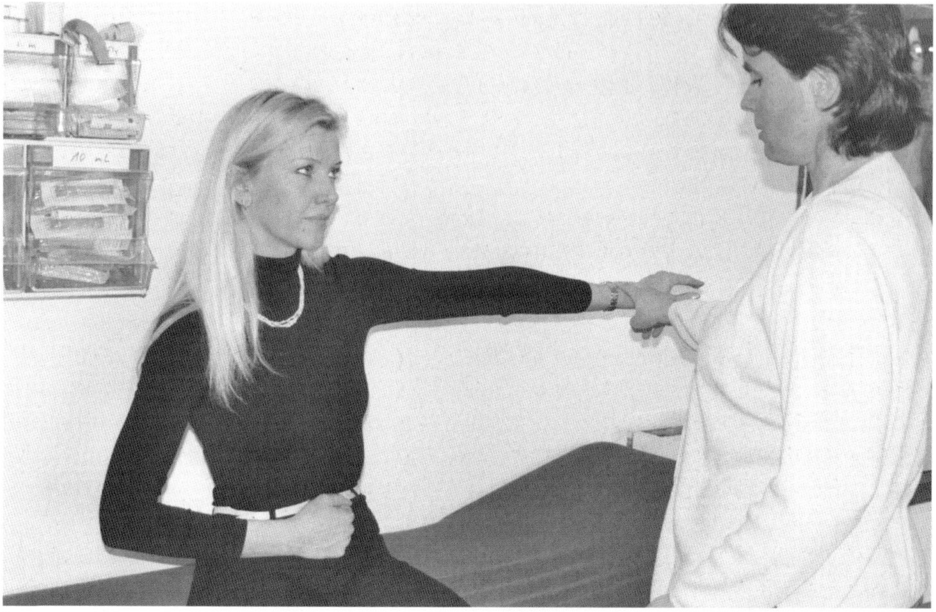

Keine Geopathie beim Muskeltest – der Arm bleibt stark

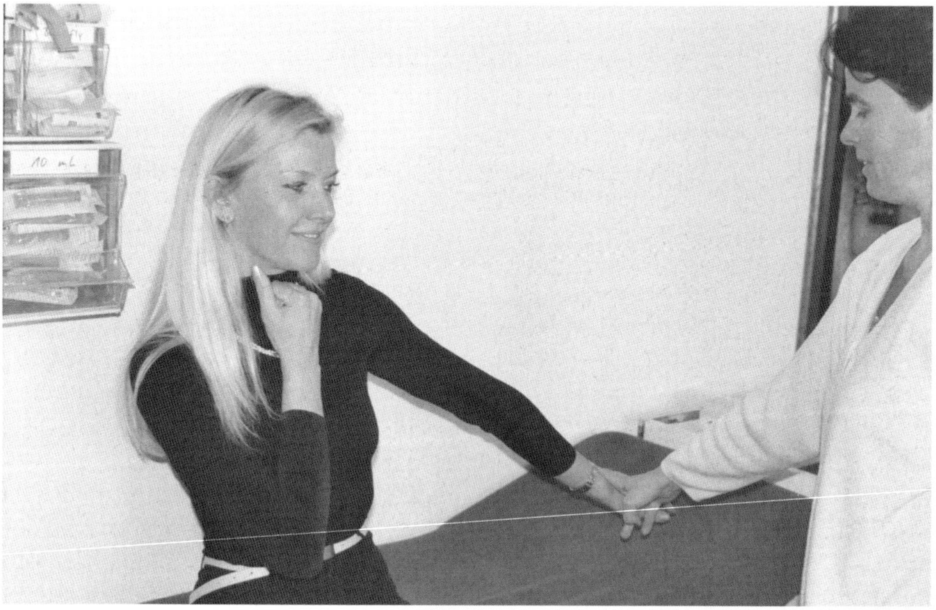

Im Bereich des Halses geopathische Belastung – der Arm wird schwach

Nach Umstellung des Bettes auf eine „wahrscheinlich störungsfreie Zone", durch die zusätzliche Gabe von Geovita und Nachtest nach acht Wochen lässt sich das Ergebnis der Erstuntersuchung weiter bestätigen. (So kann es einem einigermaßen guten und engagierten Tester auch ohne Rutengänger gelingen, für seine Mitmenschen gute Plätze zum Schlafen zu finden, einfach über Versuch und Irrtum.)

Es gibt einen weiteren sehr einfachen Muskeltest, den man benutzen kann, wenn man herausfinden möchte, ob man auf einer Störzone liegt oder sitzt: den so genannten Ringtest nach Omura. Dazu bildet man mit dem Zeigefinger und dem Daumen einen Ring und bildet mit den entsprechenden Fingern der anderen Hand das Gegenglied dieser „Kette". Nun zieht man die beiden Hände auseinander. Bleibt die Kette stabil bestehen, so ist der Muskeltonus stark – was bedeutet, dass keine Geopathie vorliegt. Lösen sich die Finger durch den geschwächten Muskeltonus voneinander, so ist dies ein Hinweis auf eine geopathische Belastung.

Ich bin mir sicher, dass ich bald als eine besessene Muskeltesterin galt, über die viele Menschen nur noch den Kopf schüttelten, aber es hatte mich gepackt, mein Forschereifer war erwacht, und der Erfolg sollte mir Recht geben.

Ich versuchte jeden – oder jede –, die ich als „Geopathie-positiv" getestet hatte, zu überzeugen, er oder sie solle den Rutengänger ins Haus kommen lassen. Allerdings musste über die Diagnose Stillschweigen gewahrt werden, sodass der Rutengänger nicht durch Hintergrundwissen voreingenommen sein konnte. Er sollte den Schlafplatz untersuchen und eine Skizze davon anfertigen, damit ich – und der jeweilige Patient – nachvollziehen konnten, wo das Maximum an Belastung gewesen war.

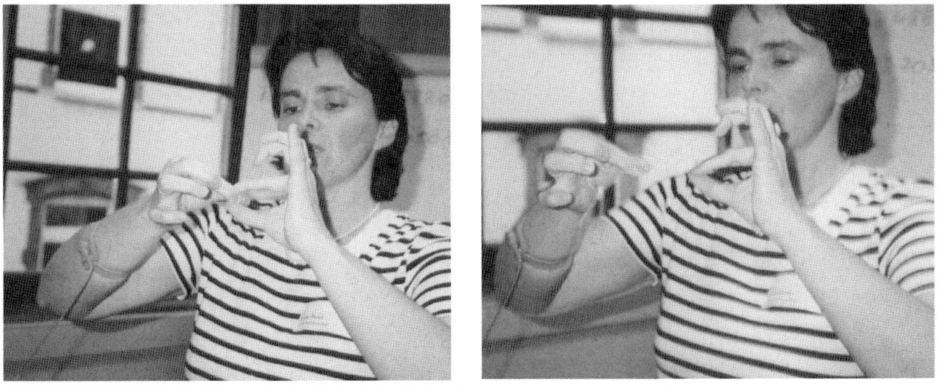

Der Omura-Test kann gut als schneller und unauffälliger Selbsttest durchgeführt werden, etwa beim Einkaufen von Lebensmitteln. Man bildet aus Daumen und Zeigefinger kräftig zusammengepresste Ringe, die man ineinandersteckt und mit starkem Zug auseinanderzieht. Eine positive Testreaktion führt zur Unfähigkeit, die Ringe aufrechtzuerhalten (rechtes Bild)

Die Skizze war für mich eine Möglichkeit, das mögliche Maximum an Beschwerden mit dem Patienten besprechen zu können, ohne ihn mit irgendwelchen Fachausdrücken bombardieren zu müssen. Er selbst wusste ja am besten, wo im Körper es ihm wehtat, und so konnte der Patient selbst die Zusammenhänge zwischen Störzone und Körpersymptom sehen und nachvollziehen.

Skizzen

Wie schon erwähnt, macht nicht jeder Rutengänger solche Skizzen, und ich bitte auch, diese Skizzen als das zu betrachten, was sie sind: Hilfsmittel auf dem Weg, Dinge zu verstehen, die wir mit unseren fünf Sinnen nicht so ohne weiteres begreifen können, deren Auswirkungen aber umso klarer zutage treten.

Außerdem gehörte zu jeder Untersuchung die Suche nach dem „guten Platz", wohin das Bett verschoben werden sollte. (Skizzen der guten Plätze habe ich nicht, denn die sehen alle gleich aus – ohne Störzonen eben, unbelastet.)

Meine Behandlung dieser Patienten bestand zunächst nur darin, ihnen für einige Wochen „Geovita"-Tropfen zu verordnen, eine homöopathische Mischung zur schnelleren „Löschung" der geopathischen Information.

Nach sechs bis acht Wochen erfolgte der Nachtest, um zu sehen, ob die „geopathische Information" wirklich aus dem Körper verschwunden war. Anschließend konnte ich sie je nach den individuellen Bedürfnissen, weiterbehandeln. Interessanterweise war in vielen Fällen nach Beseitigung der Erdstrahlenbelastung gar keine weitere Therapie mehr nötig, denn nach Umstellung des Bettes verschwanden viele Symptome mit schöner Regelmäßigkeit „von selbst", ohne dass ich noch etwas tun musste.

Ziel dieses Buches ist es nicht, unnötige Panik in Bezug auf Erdstrahlen zu verbreiten, im Gegenteil. Es soll dazu beitragen, Menschen zu informieren, damit sie eine Wahlmöglichkeit haben – denn Panikmache ist es in aller Regel, die Patienten dazu bringt, völlig nutzlose und darüber hinaus teure Abschirmmatten zu kaufen, weil ihnen ein Rutengeher überzeugend erklärt, in ihrem Schlafzimmer sei es so schlimm, da könne man den Strahlen nicht ausweichen (mehr dazu später).

Die Empfänglichkeit für Störeinflüsse ist, wie immer im Leben, von verschiedenen anderen Faktoren abhängig. Es hängt ab von der genetischen Robustheit, die jemand mitbringt, es hängt ab von der Zeitdauer, die man an einem ungünstigen Platz verbringt, es hängt ab von anderen Belastungs- oder Entlastungsfaktoren, die genauso wirksam werden. So hat jemand mit zarter Konstitution, der dazu noch unter seelischem Stress und beruflichem Ärger steht und seit zwanzig Jahren an einem schlechten Schlafplatz liegt, ein erheblich größeres statistisches Risiko, zu erkranken. Ein anderer hingegen, der von Hause aus robust und kräftig ist, der privat mit sich im Reinen und beruflich entspannt und/oder erfolgreich ist und der erst seit kurzem auf einer Belastungszone schläft, wird rein statistisch sicher seltener krank werden.

Gute und schlechte Plätze

Es gibt neben den Schadzonen auch viele Plätze, die gut für den Menschen sind, die ihn mit Energie aufladen, ebenso wie es Stellen gibt, die neutral sind, also völlig ohne Einfluss. Und regelmäßig ist es auch nicht eine einzige Zone, die krank machen kann, sondern es ist die Kombination aus verschiedenen negativen Zonen, die schließlich das „Fass zum Überlaufen" bringt.

Ich habe inzwischen fast zehn Jahre in der Praxis „Fälle" gesammelt, die meine Überzeugung, dass an Erdstrahlen etwas dran ist, nur noch weiter gefestigt haben, und ich möchte einige dieser Fälle, nach Fachgebieten geordnet, im Folgenden vorstellen. Ziel dieser Fallvorstellungen ist es, anhand von Symptomen, die sicher vielen Menschen vertraut sind, das Denken und Handeln anzuregen.

Zusätzlich zu meinem Wunsch, dass sich dieses Wissen weiterverbreitet, möchte ich mithelfen, dass noch mehr Menschen eine solche Wandlung zum Guten miterleben können, wie ich es in der Praxis durch viele Therapieerfolge erleben durfte.

An dieser Stelle möchte ich noch einmal ausdrücklich betonen, dass das Problem der geopathischen Belastung in der Allgemeinpraxis ein Thema unter vielen ist.

Wie schon erwähnt, gehört zu einer ganzheitlichen Behandlung mehr, als nur den Schlafplatz zu ändern. Um ein gutes Wirken des vegetativen Nervensystems in Harmonie und Balance zu erreichen, sollte man als Arzt auch etwas über andere Problemfelder wissen und können.

Man sollte wissen, dass beispielsweise wurzeltote Zähne für Rheumasymptome verantwortlich sein können. Daneben sollte die Gärung oder Fäulnis im Darm Beachtung finden. Da Haut und Schleimhaut eine Einheit sind und entwicklungsgeschichtlich dem gleichen „Keimblatt" entstammen, sollte man bei Hautproblemen die Behandlung des Darmes und seiner Bakterien nicht vergessen. Auch chronisch entzündete Mandeln, die äußerlich ganz harmlos aussehen, können tiefe Abszesse der Haut verursachen. Nach Aussage des Operateurs, der sie schließlich entfernte, „spritzte der Eiter bis an die Zimmerdecke". Solch ein eitriger Störfaktor im Kieferwinkel hat Auswirkungen im ganzen Körper. Denken Sie einfach einmal daran, dass dieser Eiterherd ja von unserem Abwehrsystem, der Schutzpolizei in unserem Körper, ständig in Schach gehalten werden muss.

Durch diese „Dauerbeanspruchung" fehlen Abwehrzellen an anderen Stellen des Körpers, denn wir können unser Abwehrsystem nicht beliebig vergrößern. Die Folge davon kann sein, dass an manchen Stellen Eindringlinge nicht rechtzeitig erkannt werden können. Es kann aber auch vorkommen, dass entartete Zellen, die im Körper selbst entstehen, in einer solchen Situation nicht schnell genug erkannt und gefressen werden können. Ein „beherdeter" Organismus ist daher anfälliger für Infektionen – aber langfristig natürlich auch für bösartige Erkrankungen, weil das Immunsystem dauerhaft belastet wird.

Körperliche und seelische Probleme

Als Praktikerin hatte ich ebenso mit körperlichen Symptomen zu tun wie mit Problemen der menschlichen Seele. Ich brauchte chirurgisches Geschick genauso wie Geduld und Einfühlungsvermögen im Gespräch. Die Suche nach den Ursachen führte mich in vielen Fällen zu Familiendramen, zu berufsbedingten Schwierigkeiten, zu seelischen Konflikten, aber eben auch zu den Geopathien.

Ich habe dieses Buch geschrieben, weil gerade die Geopathie in der täglichen Praxis so oft „vergessen" wird. Dabei wird die Reaktionsfähigkeit von Patienten auf biologische, sanfte Behandlungen nach Bettplatzsanierung ungleich größer, es lösen sich viele Dinge „von allein", und die Probleme, die übrig bleiben, können in aller Regel sehr viel effektiver angegangen werden als zuvor. Außerdem macht es Spaß, direkt am Patienten zu testen, und ihm unmittelbar anhand der kleinen Ampulle klarmachen zu können, dass es einen Faktor gibt, der ihn schwächt. Das merkt der Patient beim Muskeltest, damit wird das für ihn auch sofort einsehbar! Dieser Faktor kann aber leicht beseitigt werden, sodass die „fehlende Kraft" zum Patienten zurückkehrt.

Ich gebe zu, dass ich mich vielleicht für manchen Leser „unwissenschaftlich", dafür aber klar und deutlich ausdrücke. Manchem Universitätsmitglied mögen sich bei meinen Ausführungen die Nackenhaare aufstellen, aber ich betone es gerne noch einmal, ich bin Praktikerin und verstehe mich als jemand, der seinen Patienten bestimmte Sachverhalte so erklären möchte, dass der Patient als Laie sie versteht und etwas damit anfangen kann.

Ich möchte Änderung des Verhaltens, Änderung des Schlafplatzes vom Patienten, ich versuche ihn zu motivieren, seinen Kleiderschrank eventuell umzurücken, seine Ernährung umzustellen, seinen Zahnarzt aufzusuchen, sich die Mandeln operieren zu lassen etc. Und dazu ist es unabdingbar, dass er versteht, warum er dies alles tun soll und dass die Effekte dieser Anstrengung ihm zugute kommen, ihm und sonst niemandem.

Erst wenn der Patient verstanden hat, warum er bestimmte Dinge tun und andere lassen soll, kann in ihm der Impuls entstehen, von diesem Wissen auch den Schritt zur Aktion und Handlungsänderung zu tun. Wenn er also sinnlich erlebt, dass das Liegen an einem bestimmten Platz ihn unmittelbar „Kraft kostet", während die Umstellung des Bettes an einen anderen Platz dafür sorgt, dass er sich wieder vitaler fühlt, so setzt dieses unmittelbare Erleben mehr Verhaltensänderung in Bewegung, als zahlreiche hochgelehrte Kommentare über Risiken und Schädlichkeiten auf abstrakter Ebene.

Gynäkologische Probleme

Durch meine Ausbildung in Gynäkologie und Geburtshilfe hatte ich es auch in der hausärztlichen Praxis häufig mit solchen Problemen zu tun. Manche Frauen gehen eben lieber zu einer Frau mit ihrem Unterleib als zu einem männlichen Kollegen, der aus eigener Erfahrung nichts weiß von Menstruationsschmerzen, Ausfluss oder Juckreiz in der Scheide. Jede Frau hingegen, sei sie vom ärztlichen Fache oder nicht, kennt diese Beschwerden schon dadurch, dass sie eben auch eine Frau ist.

Im Studium hatte ich gelernt, dass Bakterien, Pilze oder Viren die Verursacher von Unterleibsentzündungen sind – in der Praxis habe ich aber zusätzlich gelernt, dass auch eine unglückliche Ehe, ein sexueller Frust oder eben auch Geopathien die Auslöser von Unterleibserkrankungen sein können:

Fall 1

Frau V., geb. 1966, kam wegen chronischer Unterleibsentzündungen, einer lästigen Reizblase und Kinderwunsch in meine Praxis. Nebenbei litt sie noch an unreiner Haut (Akne) und einem Kropf – in Süddeutschland ein weit verbreitetes Problem. Der Frauenarzt, bei dem sie zuvor gewesen war, hatte sie immer wieder mit chemischen Medikamenten behandelt, und das hatte ihr nicht gefallen – und ihr Problem auch nicht beseitigt. Sie wirkte sehr angespannt, beruflich sehr angestrengt, sicher litt auch die Partnerschaft unter dem Kinderwunsch, der sich einfach nicht erfüllen wollte. Sie war eher still und schüchtern, ich musste mehr ahnen, was ihr fehlte, als dass sie es ansprach.

Im März 1997 testete ich sie und fand eine geopathische Belastung. Das Erdstrahlenbild zeigt bei ihr eine Belastung des Unterleibs und der Lendenwirbelsäule durch Spaltenkreuzung und Globalnetz. Die Rücken- und Halswirbel sind durch einen Spalt und Wasser belastet. Bei ihrem Mann ist die Hauptbelastung im Bereich der Brust- und Lendenwirbel durch Spalt und Currykreuzung.

Die Bemerkung des Rutengängers war: Bei dieser Schlaflage ist die „Pille" überflüssig. Dies, wohlgemerkt, ohne dass er von den Problemen des Paares etwas gewusst hätte. Die Umstellung des Bettes erfolgte im November 1997.

Bei der Betrachtung des Bildes auf Seite 41 wird sowohl nachvollziehbar, warum sie an wiederkehrenden Unterleibsentzündungen litt, als auch, warum ihre Schilddrüse beeinträchtigt war. Beide Organe liegen in mehrfach belasteten Zonen.

Nachfrage im Sommer 2003:
Frau V. berichtete mir, dass sie inzwischen nur noch etwa zweimal im Jahr eine Blasenentzündung habe. Sie sei zwar leider noch immer nicht schwanger geworden, aber sie schlafe besser und habe auch sonst einige ihrer Verhaltensweisen geändert. So trinke sie erheblich mehr als früher, was ihrer Blase und ihrer Haut zugute komme, sie treibe mehr Sport und sei dadurch auch stressbelastbarer geworden.

Kommentar :
Frau V. hat, angeregt durch meine Untersuchung, selbst Änderungen in ihrem Verhalten vorgenommen, die ihre Regulationsfähigkeit erhöht haben. Damit sind Körper und Seele entlastet worden. Die Leiden wurden geringer. Gleichzeitig ist sich Frau V. darüber klar geworden, dass sie selbst Verantwortung für ihre Gesundheit übernehmen will.

Fall 2

Frau St., geb. 1959, litt seit 1995 an einem Pap IIID. Bei der gynäkologischen Vorsorgeuntersuchung wird regelmäßig ein Abstrich vom Gebärmutterhals und vom Muttermund genommen. Erwünscht sind hierbei Zellen der Gruppe Pap I und Pap II – wobei Pap die Abkürzung des Namens „Papanicolaiou" ist, des ersten Gynäkologen, der die Abstriche auf eine bestimmte Art färbte und bewertete. Pap III oder gar IV gelten als kontrollbedürftiger Befund, als Hinweis auf eine chronische Zellentzündung, die im Extremfall sogar in einen Gebärmutterhalskrebs übergehen kann. Außerdem litt sie an Gebärmuttermyomen – gutartigen Wucherungen der Gebärmuttermuskulatur. All dies waren Faktoren, die ihrem Wunsch nach Kindern entgegenstanden.

Im Dezember 1995 hatte ich bei ihr eine geopathische Belastung festgestellt, im Januar 1996 hatte sie ihren Bettplatz umgestellt.

Sie lag mit dem gesamten Körper „im Wasser", zusätzlich in einer Bruchzone, der Unterleib war zusätzlich durch eine Currynetzkreuzung belastet, der Kopf – mit den wichtigen Steuerungszentren im Zwischenhirn und der Hirnanhangsdrüse – war durch eine Globalnetzkreuzung beeinträchtigt.

1997 wurde eine Konisation des Gebärmutterhalses vorgenommen. Dabei wurde ein kegelförmiges Stück des Gebärmutterhalses operativ entfernt, in der

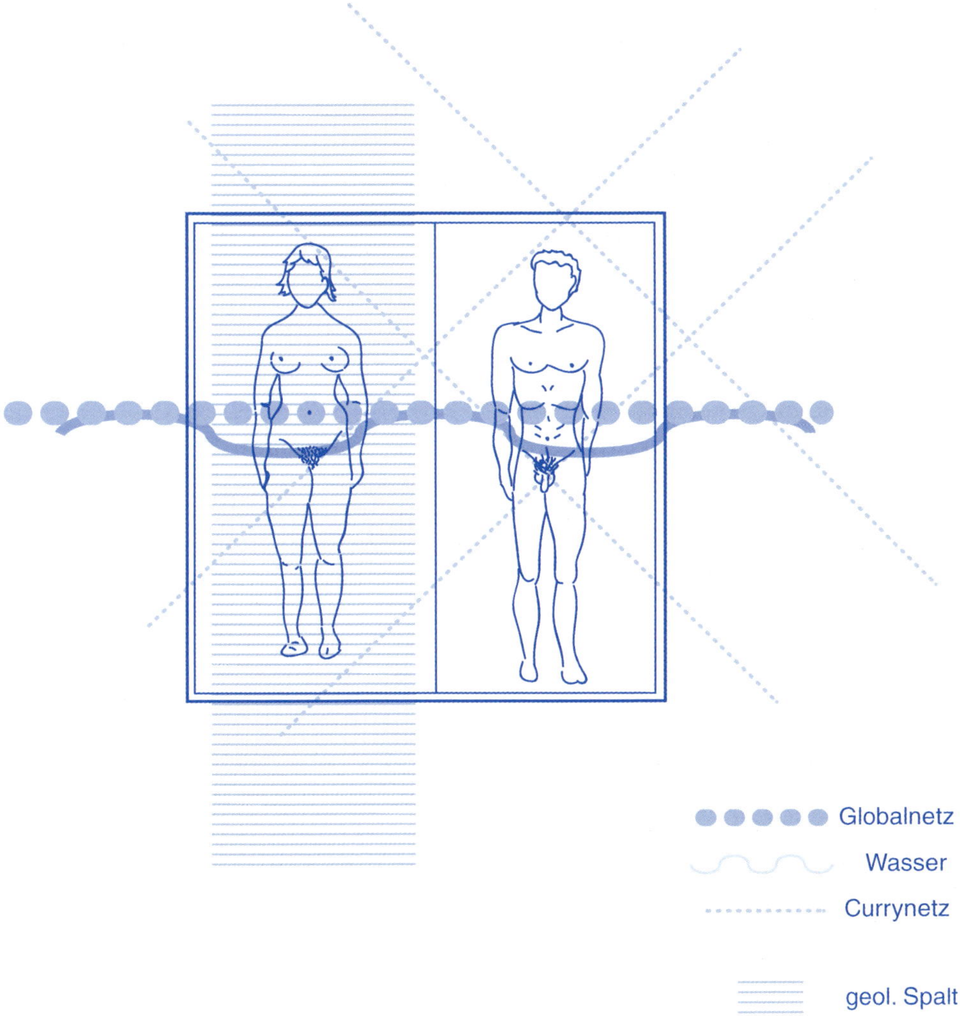

Bettplatzskizze einer Frau mit Unterleibsproblemen. Das Becken ist mit Wasser, einer Globalnetzkreuzung und zwei geologischen Brüchen belastet.

Hoffnung, durch diese Maßnahme, nämlich die Entfernung des entzündeten Teils, werde sich die chronische Entzündung „beruhigen".

Bei ihr war nicht nur eine geopathische Belastung gegeben, sondern sie hatte außerdem eine sehr schwierige Partnerbeziehung, in der sie gerne Kinder wollte, ihr Partner aber nicht.

Auch dieser Stressfaktor machte sich körperlich bemerkbar, und zwar genau an der Stelle, die am allerinnigsten mit Frausein und Mutterschaft in Verbindung gebracht wird, nämlich an der Gebärmutter und am Mutter„mund". Kurioserweise litt sie außerdem an unklaren Schwellungen der Lippen, die ihren Mund unnatürlich auftrieben und die ohne äußeren Anlass in regelmäßigen Abständen immer wieder auftauchten.Von meinem jetzigen Wissensstand würde ich diese Erscheinungen als Ausdruck seelischen Kummers werten.

Nachfrage Sommer 2003:
Frau St. hat sich in der Zwischenzeit von ihrem Partner getrennt und hat einen neuen Partner geheiratet. 1999 wurden ihr in einer Operation mehrere Myome entfernt. Im Frühjahr 2000 musste sie sich erneut operieren lassen, diesmal wegen eines durchgebrochenen Blinddarms. Dadurch seien ihre Eileiter völlig verklebt, und sie sei jetzt zu einer künstlichen Befruchtung angemeldet.

Kommentar:
Obwohl sich der Kinderwunsch von Frau St. noch nicht erfüllt hat, hat sie durch die Umstellung des Schlafplatzes doch die chronische Entzündung am Muttermund verloren. Ihre Chancen, durch eine „In-vitro-Fertilisation" (IVF) jetzt schwanger zu werden, sind dadurch deutlich besser geworden.

Die Thematik der ungewollten Kinderlosigkeit ist zu vielschichtig, als dass die Lösung immer nur mit einer Bettplatzänderung zu erreichen wäre. Daher ist dieses Beispiel nützlich, um zu sehen, dass auch noch anderes passieren kann, fast schicksalhaft, und dass bestimmte Entwicklungen stetige Flexibilität erfordern. Ich denke aber, dass die verbesserte Schlafqualität – und damit der Zuwachs an Vitalität – ihr die Kraft gegeben hat, sich aus der unglücklichen Beziehung zu lösen.

Fall 3

Frau S., geb. 1941, war im Januar 1996 an einem Eierstockskrebs links operiert worden. Unmittelbar nach Operation und Kuraufenthalt kam sie zu mir, weil sie mit ihrem vorherigen Frauenarzt nicht mehr zufrieden war. (So geht es uns Ärzten häufig, wie seit der Antike einigen Überbringern schlechter Nachrichten: Wir werden für die Schuldigen gehalten, derweil wir nur die Tatsachen aussprechen.)

Ich stellte im März 1996 eine geopathische Belastung bei ihr fest, die Umstellung des Bettes erfolgte im Mai 1996.

Der Rutengänger schrieb zu seiner Skizze dazu: Große Belastung der Frau im Unterleib, bei dieser Belastung könnte Krebs entstehen (er kannte die Diagnose jedoch nicht).

Der Unterleibsbereich bei ihr war durch Bruch, Spalt und Wasser sowie Currynetzkreuzung und Globalnetzkreuzung belastet. Man sieht also hier wieder sehr deutlich, dass erst die Summe aller Belastungsfaktoren zum „Krankwerden" führt.

Durch die Umstellung – und das allmähliche Unabhängigerwerden von ihrem alkoholkranken Ehemann – gelang es ihr, trotz ursprünglich ungünstiger Prognose bis heute gesund zu bleiben.

Die Nachsorgeuntersuchungen der folgenden Jahre zeigten bei ihr nie ein einziges Zeichen von Fortschreiten der Krebskrankheit oder Ansteigen der so genannten „Tumormarker".

Kommentar:
Bei Frau S. stand die Eheproblematik ganz deutlich im Vordergrund ihrer Leidensgeschichte. Sie wurde von ihrem Ehemann nicht geachtet und geliebt. Offenbar hatte sie keine andere Verhaltensmöglichkeit als die, zu erkranken. Die geopathische Belastung war der Faktor, der das Fass zum Überlaufen brachte. Die Bedrohung ihres Lebens durch die Krebserkrankung ermöglichte es Frau S., doch noch innere Überlebenskräfte zu aktivieren. Die Sanierung der Geopathie ermöglichte im „außen", dass die vegetative Eigenregulation wieder ungestörter ablaufen konnte.

Frau S. unterzog sich im Übrigen keiner weiteren begleitenden Therapie, sie beschäftigte sich jedoch intensiver mit Malerei und Gedichteschreiben – um ihrer Seele ein anderes Ventil zu geben. Sie lernte, dass sie doch noch andere Verhaltensweisen leben konnte, außer wieder krank zu werden oder gar zu sterben.

Fall 4

Frau L., geb. 1960, litt seit 1994 an ständigem Pap III D bis IV a. Sie war bei einem Gynäkologen außerhalb in ständiger Behandlung, wollte aber meinen Rat einholen, da sie sich keinesfalls operieren lassen wollte.

Durch den ähnlich gelagerten Fall von Frau St. (Fall 2) aufmerksam geworden, dachte ich auch bei ihr an eine geopathische Belastung, und siehe da, der Muskeltest im Februar 1996 zeigte auch wirklich eine Geopathie. Im Dezember 1996 stellte sie dann ihr Bett um. Der Rutengänger hatte bei ihr einen Bruch und Wasser und eine Currynetzkreuzung festgestellt.

Nachfrage im Sommer 2003:
Sie berichtete, sie schlafe sehr viel besser, habe neue Energie, um verschiedene Aufgaben anzupacken. Bis jetzt sei keine Operation nötig geworden, und es gehe ihr gut. Der letzte Abstrich habe einen Pap II B ergeben. Sie habe ihre Ernährung deutlich umgestellt und habe Mineralien als Nahrungsergänzung eingenommen. Außerdem sei eine latente Knochenhautentzündung, die seit der Jugend bestand, inzwischen ausgeheilt.

Kommentar:
Diese „Vorstufen“ der Zellveränderungen, die noch nicht die Merkmale der Bösartigkeit aufweisen, untermauern am schönsten die Berechtigung der Theorie, wonach die Geopathien die geordnete „Unterhaltung“ zwischen den Zellen stören. Es herrscht bildlich gesprochen so viel Lärm, dass der Sinn der Worte nicht mehr erkannt werden kann. Damit können sich Veränderungen ausbreiten, die im Normalfall vom Abwehrsystem sofort erkannt worden wären, und die die Fresszellen sofort vernichtet hätten. Die chronische Entzündung der Knochenhaut hatte das Immunsystem überlastet und ständig beschäftigt gehalten, sodass an anderer Stelle – nämlich dem Hauptort der geopathischen Belastung – Zellen „über die Stränge schlagen“ konnten.

Kinderwunschpatientinnen

Die ungewollte Kinderlosigkeit wird in Deutschland von Jahr zu Jahr ein größeres Problem. Neueste Zahlen sprechen von 5 Millionen Paaren, die nicht schwanger werden können. Sie alle werden in irgendeiner Form diagnostiziert und behandelt, oft genug sehr aufwändig und sehr teuer. Nach meiner Meinung ist es in all diesen Fällen das Wichtigste, an die Möglichkeit einer geopathischen Belastung einfach nur zu denken, diesbezüglich zu testen, umzustellen und einige Zeit abzuwarten.

„Der Storch bringt die Kinder“

Wenn man die Nistplätze von Störchen untersucht, stellt man fest, dass Störche nur an solchen Stellen ihre Nester bauen, die weiträumig frei von Störstrahlungen sind. Es ist daher nahe liegend, dass die Menschen, die in Häusern leben, auf deren Dach Störche nisten, ebenfalls gute Schlafplätze haben – und das wiederum begünstigt das Schwangerwerden. Wenn also eine solche Familie reichlich mit Kindern gesegnet ist, kann schon der naive Eindruck entstehen, dass „die Störche“ ihnen die zahlreichen Kinder gebracht haben.

Bevor ich irgendeine Art der Diagnostik betrieb, habe ich die Paare zwei Jahre lang beobachtet und ihnen geraten, ohne Verhütungsmittel Verkehr zu haben. Trat nach dieser Zeit keine Schwangerschaft ein, so wurde erst der Geopathietest gemacht, danach folgten weitere Maßnahmen.

Sinnvoll ist es beispielsweise, dass die Frau jeden Morgen nach dem Aufwachen ihre Körpertemperatur im After misst. Durch diese Temperaturkurven kann man sehr schön beobachten, ob die Frau Eisprünge hat oder nicht. Beim Eisprung geht die Körpertemperatur innerhalb eines Tages um ca. ein halbes Grad nach oben und verbleibt auf diesem höheren Niveau bis zur nächsten Blutung – oder im Falle eines Schwangerschaftseintritts auf Dauer.

Die Bestimmung der Blutzucker- und Schilddrüsenwerte gehört ebenfalls zu einer sinnvollen Untersuchung bei Kinderwunsch. Es ist nämlich nachweislich so, dass die Wahrscheinlichkeit, schwanger zu werden, sowohl bei einer Schilddrüsenunterfunktion als auch bei einer Überfunktion herabgesetzt wird. Die Bestimmung der Blutzuckerwerte dient dazu, eine unterschwellig vorhandene Zuckerkrankheit (Diabetes) festzustellen. Auch die Vorstufen dieser Erkrankung verringern die Chance, schwanger zu werden.

Die Bestimmung der weiblichen – und männlichen – Hormonwerte dient der Feststellung schwerwiegender Normabweichungen, die natürlich das Schwangerwerden erschweren können. So gibt es Frauen, die eine erhebliche Menge an männlichen Hormonen im Blut haben – und diese Frauen werden selten ohne therapeutischen Eingriff schwanger.

Ungewollte Kinderlosigkeit

Es ist bekannt, dass sich die Ursachen der ungewollten Kinderlosigkeit schön gleichmäßig auf beide Partner verteilen, daher sollten von Anfang an auch beide Partner untersucht und beraten werden.

Eine andere Hormonstörung ist das Überwiegen des Stillhormones im Körper. Hierbei gibt das Hormon vor, die Frau sei schon Mutter und noch dabei, ihren Säugling zu stillen. Dadurch wird die Reifung weiterer Eizellen im Eierstock gänzlich unterdrückt. Wo nun kein reifes Ei, kann auch kein Ei beim Eisprung springen. Und wenn kein Ei zur Befruchtung zur Verfügung steht, kann keine Schwangerschaft entstehen. Zeitgleich sollte nun aber auch die Spermaqualität des Partners untersucht werden.

Ich habe häufig erlebt, dass an den Frauen alle möglichen Untersuchungen durchgeführt wurden – wohl auch deshalb, weil Frauen geduldiger sind – und dabei wurde der Partner überhaupt nicht mituntersucht.

Erst wenn all dies abgeklärt war, habe ich an weitere, invasive Maßnahmen wie Pertubation (Prüfen der Eileiter auf Durchgängigkeit), Hysteroskopie (Spiegelung der Gebärmutter, um Verwachsungen oder Septen zu erkennen) oder anderes auch nur gedacht.

Ich bin immer noch völlig fassungslos, wie viele Frauenärzte vom Problem der Geopathien nichts ahnen, dafür aber ihre Patientinnen langen Hormonkuren unterziehen, diversen schmerzhaften Untersuchungen und Eingriffen, alles bei „sekundärer Sterilität". In diesen Fällen hat die Frau, zusammen mit ihrem Mann, bereits ein oder mehrere Kinder empfangen und geboren, und dann plötzlich wird sie aus ungeklärter Ursache nicht wieder schwanger. Meine erste Frage in solchen Fällen lautete: Sind Sie seither umgezogen? Und die Antwort lautete in allen Fällen: Ja! Dann konnte ich mir weitere Untersuchungen wie Hormonbestimmungen, Temperaturkurven, Schilddrüsenuntersuchungen, Bestimmungen des Zuckerstoffwechsels und Ähnliches sofort schenken. Diese Untersuchungen wären nicht nur teuer und aufwändig gewesen, sondern darüber hinaus völlig unnötig.

Die Ursache der Unfruchtbarkeit musste mit dem Umzug zu tun haben, denn dass das Paar miteinander Kinder bekommen konnte, hatten sie ja schon bewiesen. Ich konnte also beide entängstigen, konnte ihnen Seelenstress ersparen und sie vor unnötigem Schmerz und Belastung bewahren.

Die „Hexerei" bestand für mich dann nur noch darin, das Paar einen Muskeltest auf Geopathie machen zu lassen. In allen Fällen, die ich untersucht habe, war das Ergebnis positiv. Danach musste ich die Paare nur noch bitten, nach den Vorgaben des Rutengängers ihren Schlafplatz zu ändern und abzuwarten.

Ich kann mich noch mit Entsetzen an den Fall einer Patientin erinnern, die im Notdienst zu mir kam, mit der üblichen Hormonspritze. Auf meine Frage, warum sie diese bekomme, erwiderte sie: Mein Mann und ich bekommen keine Kinder. Auf mein Nachfragen erklärte sie, dass ihr Mann nur arbeite, jede Nacht bis ein, zwei Uhr, dazu viel rauche und reichlich trinke, dass bei ihm noch keinerlei Untersuchungen gemacht worden seien. Sie habe auch vor der Hormonkur regelmäßige Zyklen gehabt, nie Auffälligkeiten, auch ihre Temperaturkurven seien ganz in Ordnung.

„Warum hat ihr Frauenarzt dann eine Hormonkur angeordnet?" hörte ich mich fragen. „Ja, wissen Sie, Frau Doktor, mein Mann ist Südländer, der geht nicht zur Untersuchung!" Da fiel mir nun wirklich nichts mehr ein ...

Fall 5

Frau O., geb. 1970, betreute ich über viele Jahre wegen Infektanfälligkeit, Schlafstörungen, Herzangst und Migräne. Sie entstammte einer Familie, in der es überzufällig viele „nervöse Zipfel" gab, und so wurden ihre Befindlichkeitsstörungen, auch von mir, über lange Zeit auf das familiäre Erbe geschoben. Meine Einstellung änderte sich erst, als sie nach ihrer Heirat, anstelle glücklich und fröhlich zu sein, immer unglücklicher und kränklicher wurde und als es mit dem erwünschten Baby auch nichts werden wollte. Da ging mir ein Licht auf, und ich testete sie im Februar 1996 auf geopathische Belastung.

Der Rutengänger fand bei ihr Verspannungen im Schulternackenbereich durch Strombelastung, eine Belastung des Unterleibs durch geologischen Bruch und Currykreuzung. Ihr Mann hatte die Hauptbelastung im Bereich des Magens durch eine Globalnetzkreuzung.

Die beiden stellten sofort ihr Bett um, woraufhin ich von ihr erst wieder hörte, als sie im Januar 1997 mit der frohen Nachricht zu mir kam, dass sie jetzt endlich schwanger sei. Die Schwangerschaft verlief völlig komplikationslos, auch die Schlafstörungen, die Herzangst und die Migräne verschwanden völlig.

Kommentar:
Denken wir einfach zurück an das Modell der drei Organsysteme, die Strom produzieren – Herz, Hirn und Muskulatur, und wir können in diesem Fall sehr schön den Zusammenhang mit der Herzbeklemmung, der Schlaflosigkeit (weil das Gehirn nicht zur Ruhe kommt) und der Migräne (durch Verspannungen der Schulternackenmuskulatur) sehen.

Ich muss mich in diesem Fall auch rügen, weil ich einige ihrer Symptome auf die familiäre „Nervosität" geschoben habe, anstelle früher schon nach anderen Ursachen zu forschen. Ich habe daraus gelernt, dass nicht immer das Naheliegende auch das Richtige sein muss.

Fall 6

Frau Ü., geb. 1971, hatte 1992 ihren ersten Sohn geboren. Kurz darauf war die junge Familie umgezogen, und seither wartete sie vergeblich auf eine weitere Schwangerschaft. Sie war schon von diversen Frauenärzten untersucht worden, die ihr alle gesagt hatten, bei ihr sei alles in Ordnung. Sie war immer unglücklicher geworden, weil es nicht „klappte", und ihr Mann, der von einer Nachbarin von meinen „Hexenkünsten in Bezug auf Babys" gehört hatte, brachte sie zu mir.

Im Mai 1998 testete ich sie auf geopathische Belastung. Der Test war positiv, sie ließ im Juni 1998 den Rutengänger kommen, und stellte sofort das Bett um. Das Bild des Rutengängers offenbarte auch sehr klar die Ursache für ihren unerfüllten Kinderwunsch: Ihr Unterleibsbereich war durch Spalt und Wasser sowie Globalnetzkreuzung und Currykreuzung belastet.

Ende Oktober 1998 war ihr Schwangerschaftstest positiv, im Juni 1999 entband sie nach völlig unkomplizierter Schwangerschaft ihr zweites Kind.

Kommentar:
Warum fragt die Hochschulmedizin nicht nach dem Warum, wenn alle Untersuchungen in Ordnung sind? Eine solche Frau wird dann schnell abgeschoben und mit ihrem Kummer alleingelassen. Wenn alle klinischen Untersuchungen in Ordnung sind, müsste man anfangen, nachzudenken. In solchen Fällen ist die Funktion gestört, hier funktioniert das Zusammenspiel der verschiedenen Organsysteme im Körper nicht. Jedes dieser Systeme für sich genommen ist jedoch in Ordnung. Also liegt die Störung auf der Ebene des vegetativen Zusammenwirkens.

Logischerweise sollte dann nach dem Störfaktor gesucht werden, der das vegetative Nervensystem blockiert. Das könnte ein toter Frontzahn sein, der eine Verbindung mit den Beckenorganen hat; das könnte auch ein seelischer Konflikt sein, oder eben – wie in ihrem Fall – eine geopathische Störzone.

Fall 7

Frau W., geb. 1969, wurde von mir über Jahre hausärztlich betreut. Seit 1996 bestand bei ihr Kinderwunsch, der sich jedoch nicht erfüllte. Zusätzlich litt sie seit Jahren an Schlafstörungen, die sie aber gar nicht groß erwähnte, weil sie sich damit schon abgefunden hatte.

Im Mai 1998 testete ich sie auf Geopathien und bat sie, den Rutengänger kommen zu lassen, weil der Test positiv war. Sie stellte im Juni 1998 das Bett um.

Der Rutengänger fand an Belastungsfaktoren des Unterleibs bei ihr einen Spalt, Wasser und einen Bruch, bei ihrem Mann den Bruch und eine Currynetzkreuzung, die ebenfalls den Unterleib belastete. Ihr Mann hatte das Jahr davor aus „heiterem Himmel" eine Gehirnblutung erlitten, an deren Folgezuständen (Gangstörungen, Schwindel, Kopfschmerz) er immer noch zu leiden hatte. Ich war mir sicher, dass die Umstellung des Bettplatzes auch ihm eine Besserung bringen würde, dass aber die ganze Krankheitsbewältigung ein zusätzlicher Stressfaktor war, den die beiden verarbeiten mussten, bevor sich das Familienglück mit Kindern einstellen konnte.

Nachfrage im Sommer 2003:
Frau W. berichtete, dass sie viel besser schlafe, dass es ihr auch sonst sehr gut ginge, nur schwanger sei sie noch immer nicht. Sie ließ sich jetzt, zusammen mit ihrem Mann, konventionell untersuchen. Das konnte ich nur begrüßen, denn nach Beseitigung der geopathischen Belastung ist es sehr sinnvoll, weitere Störfaktoren zu untersuchen. Nur umgekehrt macht es gar keinen Sinn, wie das folgende Beispiel zeigt.

Fall 8

Frau P., geb. 1956, hatte in der Vorgeschichte wegen chronischer Unterleibsentzündungen eine Konisation am Muttermund gehabt. Seit 10 Jahren wünschte sie sich ein Kind, wurde jedoch nicht schwanger. Mein Mann und ich untersuchten sie gründlich und fanden mehrere Schwachpunkte bei ihr. Zum einen hatte sie eine chronische Mandelentzündung, was 1997 zur Entfernung der Mandeln führte. Im Februar 1996 wurde nach intensiver Diagnostik und Therapie von einem auswärtigen Gynäkologen eine IVF (In vitro Fertilisation – Befruchtung von Eizelle und Spermie im Reagenzglas) durchgeführt. Offensichtlich hatte der Kollege versäumt, bei seiner umfangreichen Voruntersuchung auch an Geopathien zu denken, denn die IVF ging schief. Danach sah ich Frau P., testete sie auf Geopathie und der Test war positiv. Im Mai 1996 stellte sie ihr Bett um.

Der Rutengänger, der von der ganzen Vorgeschichte nichts wusste, schrieb zu seiner Skizze dazu: Kindersegen nicht möglich, da beide mit dem Genital- und Eileiterbereich in einem Bruch mit Wasser liegen. Der Mann hat zusätzlich eine Globalnetzkreuzung, die Frau eine Currykreuzung.

Kommentar:
Trotz der Umstellung des Bettplatzes gaben die beiden ihr Vorhaben auf, ein gemeinsames Kind zu haben, zumal der Ehemann noch in der Phase der Umstellung einen Bandscheibenvorfall erlitt und beide auch beruflich sehr beansprucht waren.

Für mich ein tragischer Ausgang – denn hätte irgendjemand schon früher wenigstens an die Möglichkeit einer geopathischen Belastung gedacht, vielleicht sähe das Leben der beiden jetzt völlig anders aus.

Fall 9

Mehr Glück hatte da Frau F., geb. 1960, die wegen wiederkehrender Blasenentzündungen, Senkniere, Erschöpfung, Durchschlafstörungen und Kinderwunsch seit 1994 im Jahre 1996 zu uns kam.

Der Test auf geopathische Belastung war positiv – wie bei diesen klassischen Beschwerden nicht anders zu erwarten – und Anfang 1997 stellte sie ihr Bett um. Sie hatte den Randbereich eines Bruches im Beckenbereich gehabt, daneben einen wasserführenden Spalt im Bereich von Herz und Lunge, ihr Mann hatte zusätzlich eine Globalnetzkreuzung im Beckenbereich. Ihm war von einem Andrologen (Facharzt für männliche Unfruchtbarkeit) gesagt worden, er könne nie eigene Kinder haben, dazu seien seine Spermien viel zu schlapp.

Im Oktober 1997 wurde Frau F. schwanger – von ihrem eigenen Ehemann; nach völlig unkomplizierter Schwangerschaft brachte sie im Juni 1998 ihre Tochter zur Welt.

Kommentar:
Die Bettplatzumstellung war in diesem Falle gleich doppelt segensreich. Zum einen konnten sich die Spermien des Ehemannes am „guten Platz" ausreichend erholen. Zum anderen hatten beide eine Erklärung für ihr bisheriges „Versagen", das außerhalb ihrer selbst lag, und wurden dadurch nicht unnötig stigmatisiert.

Die Erschöpfung sowie die Blasenentzündungen von Frau F. gehörten nach der Bettumstellung ebenfalls der Vergangenheit an und gaben nie mehr Grund für eine ärztliche Konsultation.

Fall 10

Noch etwas dramatischer ist der Fall von Frau Fr., geb. 1959, die zu mir kam, nachdem sie acht Versuche einer künstlichen Befruchtung (IVF) hinter sich gebracht hatte, von denen sechs nicht „angegangen" waren und zwei mit einer frühen Fehlgeburt geendet hatten. Seit 1992 wollte sie schwanger werden, aber erst Mitte 1996 kam sie zu mir.

Damals war sie am Boden zerstört, verzweifelt und depressiv. Ihrem Mann ging es auch nicht besser, denn diese nervenaufreibende Prozedur hatte den beiden sehr zugesetzt. Herr Fr. war vom Gynäkologen auch in der Art abgefertigt worden, er könne keine Kinder zeugen, er habe ja keinerlei bewegliche, lebendige Spermien – welch eine Demütigung für einen Mann.

Nun, ich testete sie und fand tatsächlich eine Geopathie. Die beiden ließen sofort ihr Bett umstellen, nachdem der Rutengänger bei ihnen war. Parallel behandelte ich ihn mit Akupunktur, seiner Migräne wegen, sie erhielt Akupunktur wegen ihrer Reizblase und ihrer Kreuzschmerzen.

Frau Fr. wurde nach 15 Monaten – ohne jede weitere Therapie – von ihrem eigenen Mann und dessen mittlerweile sehr beweglichen Spermien – schwanger, und im Januar 1998 wurde ihr Sohn geboren.

Kommentar:
Das „Darandenken" hat dieser Familie zum erwünschten Kind verholfen, in einem Fall, der von der Schulmedizin als aussichtslos und austherapiert galt. Ich rede hier noch gar nicht von den vielen unnötigen Kosten für die Allgemeinheit, die durch 8 IVFs entstanden sind. Ich betrachte auch noch nicht das Ausmaß an psychischer Belastung, das diesem Paar zugemutet wurde – vom Zeitverlust einmal ganz zu schweigen. In diesem Fall verschwand die Migräne ebenso wie die Reizblase und die Kreuzschmerzen ohne weitere Behandlung.

Fall 11

Herr E., geb. 1965 und seine Frau kamen zu mir, weil sie sich Kinder wünschten, es aber einfach nicht klappen wollte. Zusätzlich litt er an Ohrgeräuschen (Tinnitus) und häufig wiederkehrenden Pilzerkrankungen an Haut und Schleimhaut.

Da der Test auf Geopathien positiv war, ließ ich den Schlafplatz der beiden vom Rutengänger untersuchen. Er schrieb dazu: „Kinder nicht möglich, da beide in einer Randzone eines Bruchs mit Wasser im Unterleibsbereich liegen. Dazu hat Herr E. noch ein Globalnetzgitterkreuz im Unterleib, seine Frau eine Currynetzkreuzung. Beide haben außerdem eine erhebliche Strombelastung von 250 V/m."

Nachfrage im Sommer 2003:

Frau E. hatte mir schon 1998 mitgeteilt, dass sie aus der Wohnung ausziehen wollten. Das haben sie ganz offensichtlich auch getan, denn ich konnte sie nicht mehr erreichen.

Fall 12

Frau B., geb. 1965, kam zu mir, weil sie sich völlig erschöpft und ausgelaugt fühlte. Sie hatte schon jahrelangen Kinderwunsch, der sich aber neben ihrer anstrengenden Arbeit als Computerexpertin nicht erfüllen wollte. 1995 waren drei Inseminationen bei ihr durchgeführt worden (Einpflanzung des zuvor durch Masturbation gewonnenen Spermas ihres Mannes in ihre Gebärmutter), die allesamt gescheitert waren. Der behandelnde Gynäkologe hatte an die Möglichkeit einer geopathischen Belastung weder gedacht noch Tests in dieser Richtung durchgeführt. Frau B. jedenfalls befand sich in einer schweren Depression, war arbeitsunfähig und weinte ständig.

Beim Test fand ich eine geopathische Belastung und bat sie, ihren Bettplatz untersuchen zu lassen. Der Rutengänger fand bei ihr den Beckenbereich belastet mit Spalt, Wasser und Globalnetzkreuzung, was auch ihre verlängerten Regelzyklen und die verminderte Fruchtbarkeit ihres Ehemannes schon weitestgehend erklärte.

Nachfrage im Sommer 2003:

Sie hatte schon Tage nach der Bettumstellung vom Ehemann, der ursprünglich dieser ganzen Aktion gegenüber sehr skeptisch war, erfahren, dass dieser sehr viel besser schlafe. Sie selbst hatte ihren depressiven Erschöpfungszustand vollkommen verloren. Schwanger war sie zwar nicht geworden, aber sie hatte durch die Umstellung viel Neues über sich erfahren. Sie erkannte, dass sie die

Tendenz hatte, sich immer zu viel aufzuhalsen und dann unter der Belastung zusammenzubrechen. Sie hatte sich mit einem Leben ohne Kinder daher gut anfreunden können und wirkte sehr fröhlich und ausgeglichen.

Fall 13

Frau St., geb. 1958, kam wegen eines grippalen Infektes im Herbst 1997 im Notdienst zu mir, und wir kamen ins Gespräch. Sie berichtete mir ihre Leidensgeschichte, die sich wirklich horrormäßig anhörte. Sie hatte im Herbst 1994 einen Knaben geboren, hatte eine völlig unkomplizierte Schwangerschaft gehabt, sie war eine junge Frau, hatte einen gesunden Ehemann, alles war bestens. Dann war die junge Familie umgezogen und das Elend ging los.

In kurzer Folge hatte Frau St. drei Kinder durch Fehlgeburten verloren, weitere zwei kamen zu früh und mit schweren Missbildungen, also nicht lebensfähig, auf die Welt. Sie war von der Uniklinik durchuntersucht worden, ihr Mann ebenfalls, aber man hatte nichts finden können. Mich wunderte das damals schon überhaupt nicht mehr, denn eine Geopathie zeigt sich nicht im Röntgenbild, auch nicht in den Routineblutuntersuchungen, aber das Stichwort „Umzug“ zu Beginn des Dramas hatte mich hellhörig werden lassen.

Und wirklich: Beim Geopathietest – der in der Praxis höchstens drei Minuten dauert – fand ich meine Vermutung sofort bestätigt. Ich bat sie daher sofort, den Rutengänger kommen zu lassen.

(Ich denke, es muss ihr damals merkwürdig erschienen sein, wegen einer Grippe zu kommen, und mit der Adresse des Rutengängers in der Tasche wieder zu gehen, aber sie spürte wohl instinktiv, dass ich bemüht war, dem Rätsel auf die Spur zu kommen, und so machte sie begeistert mit.)

Der Rutengänger fertigte eine Skizze mit dem Kommentar: Belastung des Beckenbereiches durch Spaltenkreuzung und Wasser sowie Currynetzkreuzung und Globalnetzkreuzung. Die Umstellung des Bettes erfolgte sofort (11/97), der Schwangerschaftstest war einen Monat später positiv, im September 1998 wurde nach ungestörter Schwangerschaft Tochter Raffaela geboren.

Dieser glückhafte Verlauf – und auch der Erfolg der ersten Auflage des Buches – machte die Redaktion Fliege auf uns und unsere Forschungen aufmerksam. Frau Stranz und ich wurden daraufhin zu einer Fliege-Sendung nach München eingeladen, um über unsere Erfahrungen mit den Erdstrahlen zu berichten. Die Sendung wiederum setzte eine Lawine an Nachfragen in Gang, was mir zeigt, wie groß das intuitive Verständnis vieler Menschen für diese Probleme ist.

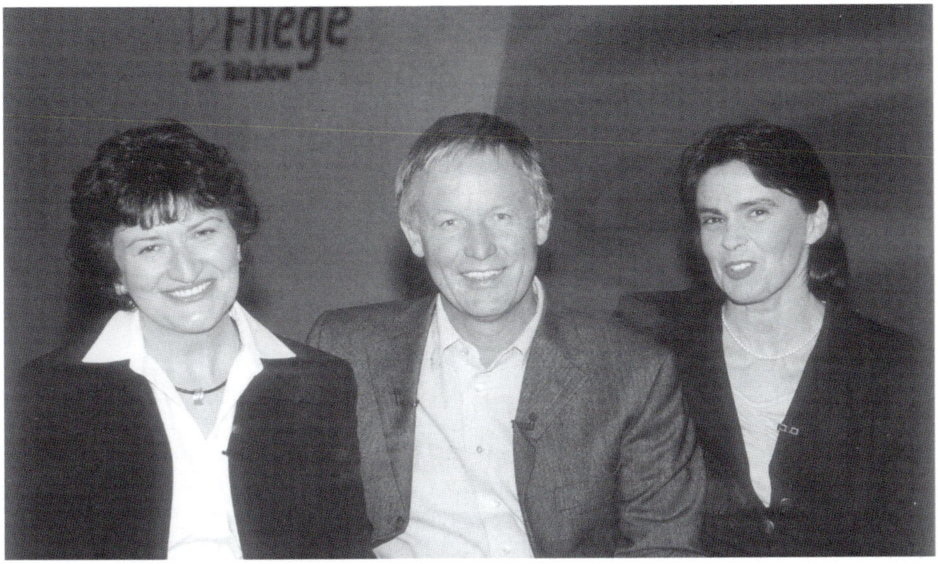

Das strahlende Gesicht von Frau Stranz links im Bild galt nicht der Kamera, sondern zeugte von ihrer Freude darüber, dass ihr Lebenswunsch endlich in Erfüllung gegangen war.

Fall 14

Frau N., geb. 1970, ist ein weiteres Beispiel für glückhafte Wandlungen zum Guten, wenn nur an das Problem der Geopathie gedacht wird. Sie kam zu mir wegen schwerer depressiver Verstimmung nach der zweiten Fehlgeburt im Jahre 1996, nachdem sie – vor dem Umzug in eine größere Wohnung – in der ersten Schwangerschaft mit ihrem Sohn keinerlei Probleme gehabt hatte. Sie sagte, sie sei sich selbst völlig fremd geworden, so blöd und jammerig kenne sie sich gar nicht, es war ihr regelrecht unheimlich.

Ich habe durch den Geopathietest eine geopathische Belastung bei ihr festgestellt, und meine Bitte, den Schlafplatz vom Rutengänger untersuchen zu lassen, wurde dankbar von ihr aufgenommen. Der Rutengänger fand eine Belastung des Beckenbereiches durch einen Spalt sowie Globalnetzkreuzung und Currynetzkreuzung.

Die Umstellung des Bettes erfolgte im November 1996, Frau N. wurde im Dezember 1996 schwanger, und nach unkomplizierter Schwangerschaft wurde im August 1997 ihre Tochter geboren.

Kommentar:
Anmerken möchte ich für diesen Fall noch, dass zeitgleich mit der Bettplatzumstellung auch die Depression von Frau N. verschwand, die sie so unerklär-

lich geplagt hatte. Ich traf sie kürzlich, eine blühend aussehende junge Frau, die strahlte und mir berichtete, es gehe ihr nach wie vor glänzend. Trotz der Belastung mit zwei kleinen Kindern, einem Haushalt, einer Teilberufstätigkeit und der Umsorgung der Schwiegereltern fühle sie sich ausgezeichnet und sei mir immer noch sehr dankbar.

Krank machende Faktoren

Die Geopathie ist sicher nicht der einzige Faktor, der Menschen krank machen kann, aber sie ist ein Faktor, der sich mit etwas Überlegung und Sorgfalt problemlos vermeiden lässt.
Nicht jedes Paar mit Kinderwunsch und geopathischer Belastung bekommt nach der Umstellung ihr Wunschkind, es spielen hier zahlreiche andere Faktoren noch mit eine Rolle (latente Ängste, eigene unschöne Erfahrungen in der Kindheit, uneingestandene Angst vor Überforderung oder vor der Verantwortung und vieles mehr).

Haut und Schleimhaut
(Nasennebenhöhlen, Darm)

Von Kinderärzten, aber auch Hautärzte und Internisten ist zu hören, dass die Patienten immer empfindlicher werden. Fast jeder kennt irgendjemanden, der an Neurodermitis, Schuppenflechte, Akne oder Ausschlägen leidet, oder ist gar selbst Betroffener.

Schon Säuglinge plagen sich oft mit chronischen Nebenhöhlenentzündungen herum und werden oftmals, noch bevor sie den ersten Geburtstag feiern können, mit Antibiotika behandelt.

Diese wiederum beschädigen das empfindliche Verdauungssystem der Kleinen, indem „gute Darmbakterien“ durch das Antibiotikum genauso abgetötet werden wie die krank machenden Bakterien.

Dies weiß die Schulmedizin, aber anstatt nach einer Antibiotikabehandlung die guten Darmbakterien wieder „aufzuforsten“, wird dies nicht getan mit dem Argument, es treibe die Kosten im Gesundheitssystem in die Höhe und sei wissenschaftlich nicht gesichert.

Damit wird der Grundstein gelegt für eine Fehlbesiedlung des Darmes, es werden also Pilze und andere unerwünschte Keime auftauchen und sich in der Darmschleimhaut ausbreiten.

Das hat dann Auswirkungen sowohl auf die Schleimhaut – im Darm und in den Atmungsorganen – als auch an der Haut, die ja mit der Schleimhaut eine Funktionseinheit darstellt.

Der Körper versucht zwar, über seine Reparaturmechanismen diese Entwicklung aufzuhalten, er ist aber ziemlich machtlos, wenn gleichzeitig dieses Bemühen durch das Vorliegen einer geopathischen Belastung immer wieder gestört wird. Das wird auch anhand der folgenden Fälle klar.

Fall 15

Frau Sch., geb. 1963, kam zu uns, nachdem sie eine jahrelange Odyssee hinter sich hatte.

Sie war schon in mehreren Hautkliniken gewesen, zuletzt in einer anthroposophischen Spezialklinik, aber keiner hatte ihr Problem lösen können.

Die Vorgeschichte: Seit 1980 litt Frau Sch. an Colitis ulcerosa, einer heftigen Entzündung des Dickdarms. Da nach Auffassung aller ganzheitlich denkenden Ärzte Haut und Schleimhaut eine Einheit bilden, konnte es bei einer chronischen Schleimhauterkrankung mit der Qualität der äußeren Haut auch nicht zum Besten stehen.

Und wirklich, bei der körperlichen Untersuchung von Frau Sch. zeigte sie mir an beiden Beinen offene Geschwüre, die rings um den Unterschenkel herumgingen und bis zu zwei Zentimeter tief waren. Bei einer jungen Frau hatte ich etwas derart Scheußliches noch nie gesehen. Sie berichtete, sie litte außerdem an einer Migräne, die kaum beherrschbar sei. 1996 sei sie wegen Endometriose operiert worden. Endometriose ist eine Erkrankung, bei der sich Inseln von Gebärmutterschleimhaut an anderen Stellen des Körpers ansiedeln, z. B. in den Eierstöcken, aber manchmal auch im Bauchraum, an der Leber, in der Blase, im Darm usw. Diese Schleimhaut verhält sich genauso wie die eigentliche Gebärmutterschleimhaut, d. h. sie bildet sich in regelmäßigen Zyklen und blutet dann ab, was dazu führen kann, dass solch eine Frau z. B. alle vier Wochen eine Blutung aus dem Darm oder aus der Blase bekommt, in der Zeit dazwischen hat sie Ruhe.

Bei unseren Testungen fanden wir mehrere Schwachpunkte bei Frau Sch. Zum einen hatte sie erhebliche Störherde in den Zähnen, andererseits eine massive geopathische Belastung. Wir mussten also mehrgleisig vorgehen.

Zunächst wurden von Januar bis Juni 1998 nach und nach alle beherdeten Zähne saniert. Das führte dazu, dass die Migräne völlig verschwand und dass die Geschwüre am Unterschenkel um die Hälfte kleiner wurden. Sie waren dann nicht mehr um den ganzen Unterschenkel vorhanden, sondern nur noch handtellergroß und etwas flacher, aber sie gingen nicht zu.

Im Herbst 1998 ließ sie dann endlich den Rutengänger kommen, nachdem all unsere Bemühungen mit Ernährungsumstellung, Darmspülungen, „guten Darmbakterien“ als Medikament und Spritzenkuren zur Stärkung ihrer Abwehrkräfte keine großen Fortschritte gebracht hatten.

Das Ergebnis der Bettplatzskizze war schrecklich: Frau Sch. lag sowohl auf einer Kreuzung von zwei geologischen Brüchen und Wasser als auch auf einem Globalnetzkreuz und einer Currynetzkreuzung. Ihr Mann hatte ebenfalls eine Belastung von zwei geologischen Brüchen mit Wasser, nur offensichtlich hatte er ein deutlich robusteres Naturell, jedenfalls war es bei ihm noch nicht zu sichtbaren Symptomen gekommen.

Nach der Umstellung des Bettplatzes an einen „guten Platz“ konnte man innerhalb von wenigen Wochen förmlich zuschauen, wie die Unterschenkelgeschwüre abheilten, ohne dass dazu weitere ärztliche Maßnahmen nötig gewesen wären. Die junge Frau war uns natürlich sehr dankbar, konnte sie doch jetzt endlich, nach Jahren, mit „heiler“ Haut ins Schwimmbad gehen.

Kommentar:
Im Nachhinein taten mir die Fachkliniken fast schon leid, denn ohne den Faktor Geopathie und Zahnherde zu bedenken, hätte Frau Sch. auch bei uns ungeheilt wieder gehen müssen. Durch die schrittweise Sanierung hingegen konnte das Immunsystem von den Aufgaben freigestellt werden, sich ständig um chronische „Unruheherde“ kümmern zu müssen – und war endlich in der Lage, die Wundheilung in Gang zu setzen.

Fall 16

Frau Sch., geb. 1943, litt seit Jahren an depressiver Verstimmung, Schlafstörungen, Kreuzschmerzen, Magen-Darmbeschwerden mit Krämpfen, Durchfall, Übelkeit. Sie hatte vor Jahren eine Episode von Alkoholkrankheit gehabt, und seither wollte sie „eigentlich“ gar nicht mehr klagen, denn sie fühlte sich von vielen Ärzten in eine Schublade gesteckt und mit einem bestimmten Etikett versehen. Dabei gab es viel zu erzählen: Sie hatte eine sehr schmerzhafte Scheidung hinter sich, fühlte sich an ihrem Arbeitsplatz ausgebeutet und unwohl und machte sich Sorgen um ihre Tochter, die in einer Krise steckte. Zudem sei eine beginnende Zuckerkrankheit bei ihr festgestellt worden, berichtete sie bei ihrem Antrittsbesuch bei mir.

Damals, im Herbst 1998, hatte ich es mir seit langem zur festen Gewohnheit gemacht, jeden neuen Patienten, der einigermaßen verlässliche Symptome geopathischer Belastung zeigte, dementsprechend zu testen. So hatte auch sie eine geopathische Belastung.

Zur Bettplatzskizze, die der Rutengänger mir schickte, schrieb er dazu: Belastungen der Frau – Depressionen durch Bruch und Wasser, Nackenbeschwerden durch zu viel Strom, Kreislauf durch Currykreuzung mit Spaltwasser, Lendenwirbelbereich durch Spaltwasser und Currykreuzung.

Und all das, ohne von den Beschwerden der Frau das Geringste zu ahnen.

Wie ging die Geschichte weiter? – Nun, Frau Sch. verlor ihre Depressionen, sie fand die Kraft, ihren Arbeitsplatz zu wechseln, ihr Magendarmtrakt beruhigte sich von „alleine“ und auch ihr Kreuz machte keine Probleme mehr.

Kommentar:
Ich bin einfach ein Freund einfacher Lösungen, und wenn es mir gelingt, durch eine simple Bettumstellung viele Symptome zu beseitigen, dann finde ich das eleganter, als mit allen meinen Mitteln und Tricks dem „Therapieerfolg“ hinterherzulaufen.

Das Schlimme an Geopathien ist nämlich Folgendes: Solange sie bestehen, rauben sie dem Körper Lebensenergie, schwächen das Wohlbefinden und die Abwehrkräfte, machen müde, oft ängstlich und depressiv, anfälliger. Eine biologische Therapie versucht andererseits, dem Körper Energie zuzuführen, um ihn wieder in die Balance zu bringen. Besteht derweil die Geopathie weiter, so ist das, als wolle man ein Fass ohne Boden füllen. Man kippt ständig oben Energie hinein, und unten läuft – fast – alles wieder hinaus. Das ist für den Therapeuten und den Patienten gleichermaßen ermüdend und unbefriedigend, es verschlingt Zeit, Geld und Engagement, ohne wirklich vom „Erfolg“ gekrönt zu werden – wahrlich eine Sisyphus-Inszenierung erster Güte.

Fall 17

Frau S., geb. 1955, kam zu mir, weil sie seit Jahren Probleme mit ihren Nasennebenhöhlen hatte. Ständig fiel sie von einer Erkältung in die andere, immer war sie müde, der Blutdruck war niedrig, und sie war ständig erschöpft. In ihrem Beruf als Lehrerin war sie natürlich auch gefordert, sie konnte sich jedoch nicht vorstellen, dass die ganze Schlappheit nur von den anstrengenden Kindern käme.

Beim Test im Februar 1996 fand ich eine geopathische Belastung. Sie ließ sofort den Rutengänger kommen und stellte ihr Bett um. Die Skizze zeigte als Belastungen – nach seinen Worten: Stirn- und Nebenhöhlen durch Spalten- und Currykreuzung, Brust durch Wasser und Currykreuzung, Unterleib durch Bruch und Globalnetzgitterkreuzung mit der Folge: Müdigkeitssyndrom.

Kommentar:
Fast schon überflüssig zu sagen, dass mein ärztliches Tun in der Folge nicht mehr gebraucht wurde, denn Frau S. erholte sich nach Umstellung des Bettplatzes so komplett, wie ich es bei einer Frau ihres Alters auch erwarten würde.

Fall 18

Frau Ö., geb. 1969, kam 1997 zu mir, weil sie sich ständig müde fühlte. Außerdem habe sie Luftnot, Herzrasen, zunehmende Angstzustände, Magenkrämpfe, Kollapszustände und eine ganz schlechte Haut, was sie noch am meisten störte.

Ich testete sie auf Geopathien, und wurde auch wirklich fündig. Anfang 1998 ließ sie den Rutengänger kommen. Zu seiner Skizze schrieb er: Belastungen Unterleib und Lendenwirbelsäule durch Bruch mit Wasser und Currykreuzung, Belastung Kreislauf und Magen durch Bruch und Globalnetzgitter.

Einige Wochen nach Umstellung waren die Magenkrämpfe verschwunden, die Müdigkeit war nicht mehr da, die Haut besserte sich zusehends und auch Angst war nicht mehr solch ein Thema.

Kommentar:
Frau Ö. ist ein gutes Beispiel dafür, wie viele verschiedene Symptome eine geopathische Belastung mitverursachen kann. Durch die Bettplatzsanierung gelingt es leicht, die „Spreu" vom „Weizen" zu trennen – sprich, zu sehen, was an Symptomen übrig bleibt und behandelt werden muss. Ohne den Gedanken an Geopathie hätte ich sie vielleicht zum Internisten geschickt – der natürlich „nichts" gefunden hätte, womöglich auch noch zum Hautarzt und zum Orthopäden – alles kostenverursachend und in diesem Falle nicht von Nutzen.

Fall 19

Frau K., geb. 1972, war eine außerordentlich zierliche Frau – heutzutage nennt man so etwas anorektisch-unterernährt – die ohne Hormongaben keine Regelblutung bekommen konnte.

(Bei dem Untergewicht kein Wunder, möchte man meinen, die Regelblutung ist ein Luxus, den sich der weibliche Körper nur dann leistet, wenn genügend Nahrung vorhanden ist, dass der Nachwuchs, der bei einer Schwangerschaft zu erwarten wäre, auch versorgt werden kann. In Kriegszeiten oder sonstigen Notsituationen hören viele Frauen auf, zu menstruieren, bis die äußeren Bedingungen wieder „sicherer" geworden sind.)

Bei Frau K. lag aber keine Notsituation vor, sie arbeitete in einem Beruf, wo sie den ganzen Tag von Lebensmitteln umgeben war. Gelegenheit zum Essen war also reichlich gegeben, nur zunehmen tat sie nicht, obwohl sie mir immer wieder versicherte, sie esse reichlich.

Sie litt aber auch unter Ausschlägen, einer extrem trockenen Haut und Ekzemen, hatte schlimme Verspannungen der Schulternackenmuskulatur, und konnte weder gut einschlafen noch durchschlafen.

Im März 1998 fand ich bei ihr eine geopathische Belastung als eine mögliche Ursache ihrer Symptome, im April 1998 stellte sie ihr Bett um.

Der Rutengänger schrieb zu seiner Skizze: Belastung des Bronchienbereichs und des Nackens durch Randzone eines Spalts mit Globalnetzgitterkreuzung, Belastung Unterleib durch Randzone eines Spaltes und Currykreuzung.

Nach der Umstellung wurde der Schlaf von Frau K. deutlich besser, auch die Verspannungen gingen deutlich zurück, ihre Haut wurde etwas besser.

Da sie außerordentlich mager blieb, stellte sich auch die spontane Regelblutung nicht ein.

Kommentar:
Man sieht in diesem Fall sehr schön, dass nicht jedes Symptom ausschließlich und nur auf die Geopathie zurückzuführen ist, sondern dass jeder Patient in seiner Ganzheit betrachtet werden muss. Bei Frau K. lag sicherlich eine Unterernährung zugrunde, vielleicht seelisch bedingt – worüber sie aber nichts „herausließ". So musste ich diesen Fall leider halbgelöst belassen.

Fall 20

Frau H., geb. 1964, betreute ich über viele Jahre wegen immer wiederkehrenden Wirbelsäulenbeschwerden, ihrer Infektanfälligkeit, der leichten Ermüdbarkeit, Luftnot und saisonaler Depressionen. Sie war Mutter einer kleinen Tochter, wollte andererseits gerne weiterstudieren, aber auch das Kind nicht zu kurz kommen lassen.

In einer Phase der Depression, in der sie gleichzeitig nicht mehr essen wollte und sich von ihrem Mann trennte, untersuchte ich sie und fand die geopathische Belastung.

Der Rutengänger schrieb dazu: Belastungen der Frau Magen-Darmbereich durch Spalt mit Wasser und Globalnetzgitterkreuz, allgemeine Müdigkeit, Gefahr: gespaltenes Ich.

Diese Bemerkung ist insofern sehr aufschlussreich, weil sie sich wirklich sehr widersprüchlich benahm. Sie trennte sich vom Vater ihrer Tochter, ohne dass es dafür einen äußeren Anlass gab, sie war wegen ihrer beruflichen Pläne ebenso innerlich gespalten wie in ihrer Rolle als Mutter.

Nach der Bettplatzumstellung passierten einige Dinge, die merkwürdig anmuten würden, wenn man diese Bemerkung nicht kennt. Erstens begann sie ihr Studium mit sehr viel Energie und Enthusiasmus, hatte daneben noch genügend Zeit für ihre Tochter, versöhnte sich in der Folge auch wieder mit dem

Vater des Kindes und wurde nach weiteren zwei Jahren erneut schwanger. Die Geburt des Sohnes fiel mit ihrem Studienabschluss zusammen, und beides meisterte sie souverän. Zusätzlich nahm sie sich die Zeit für eine Psychotherapie, was ihr und ihrer Familie ebenfalls zugute kam. Unnötig fast zu bemerken, dass die körperlichen Symptome allesamt verschwanden.

Fall 21

Das Mädchen K., geb. 1991, litt nach unkomplizierter Geburt und Kleinkindphase seit 1995 an einer therapeutisch nicht beeinflussbaren Infektanfälligkeit mit asthmoider Bronchitis. Deswegen war K. auch schon mehrfach im Krankenhaus gewesen.

1996 testete ich das Mädchen und fand eine geopathische Belastung. Der Rutengänger, der gleich gerufen wurde, kommentierte seine Skizze folgendermaßen: Belastung des Mädchens – Bronchien und Halsbereich durch Randzone Spalt und Wasser sowie Currykreuzung und Globalnetzkreuzung.

Seit der Umstellung des Bettplatzes ist K. ohne Asthmaanfälle geblieben, die Infekte verringerten sich deutlich und der Übergang in die Schule wurde problemlos gemeistert. Sie ist jetzt ein fröhliches, gesundes Mädchen.

Kommentar:
Durch die frühzeitige Intervention wurden ihr zahlreiche, traumatisierende Krankenhausaufenthalte erspart. Daneben gelang es, ihr eine „Krankheitskarriere“ durch die Stabilisierung der Abwehrkräfte zu ersparen. Gleichzeitig ist es immer wieder faszinierend zu erleben, wie perfekt die Stelle der größten geopathischen Belastung zugleich der Hauptkrankheitsherd ist.

Orthopädische Symptome
(Wirbelsäule, Gelenke)

Die Schmerzen und Erkrankungen des Bewegungsapparates gehören zu den häufigsten Gründen für die Krankschreibung eines Patienten in Deutschland. Jeder Erwachsene bekommt durchschnittlich 3 bis 10 Röntgenaufnahmen seiner Wirbelsäule im Laufe seines Lebens, die orthopädischen Praxen quellen über angesichts des Heeres von Menschen, die es alle mehr oder minder „am Kreuz" haben.

Das Röntgen lässt zwar manche verschmälerte Bandscheibe erkennen, aber ist das wirklich die Ursache für den Schmerz?

Schmerz entsteht im Kopf über die Verknüpfung eines körperlichen Reizes mit einer bestimmten Gefühlsqualität und wird dann über das limbische System – ein bestimmtes Areal im Zwischenhirn – an die Gedächtniszellen im Großhirn weitergeleitet. So ist es möglich, dass auch amputierte Gliedmaßen immer noch schmerzen, obwohl sie am Körper längst schon nicht mehr vorhanden sind.

Die Geopathie nun ist in der Lage, die gesamte vegetative Organisation des Körpers zu stören. Das bedeutet, dass das empfindliche Zusammenspiel von Durchblutung, nervlicher Steuerung verschiedener Bezirke des Körpers und die Schmerzverarbeitung gestört und verfremdet wird. Auch die höheren Zentren des limbischen Systems und des Zwischenhirns, wo das Schmerzgedächtnis sitzt, werden durch eine Geopathie nachteilig beeinflusst, wie die nachfolgenden Geschichten zeigen.

Fall 22

Herr B., geb. 1969, konsultierte mich im Jahre 1998, weil er seit 1993 an einer therapieresistenten Steißbeinneuralgie litt. Gegen die Schmerzen im Steißbeinbereich sei schon alles Mögliche gemacht worden, angefangen von Spritzen, Schmerzmitteln bis zu Akupunktur, und alles habe nichts gebracht. Die Schmerzen seien unverändert, und das mache ihn schier verrückt.

Auch ich probierte die Akupunktur sowie eine spezielle Art der Neuraltherapie (Spritzen mit einem Betäubungsmittel an bestimmte Reflexpunkte), jedoch ohne Erfolg. Auch eine spezielle Badekur erbrachte keinerlei Besserung seiner Beschwerden. Als quasi letzte Maßnahme vor der „Kapitulation" testete ich ihn auf Geopathien, und wahrlich: Er testete positiv. Der Rutengänger kam im August 1998, und die Bettumstellung erfolgte sofort.

Der bedauernswerte junge Mann hatte einen Spalt mit Wasser und eine Currynetzkreuzung, als auch eine Globalnetzkreuzung sowie eine erhebliche Strombelastung in seinem Kreuzbeinbereich gehabt.

Kommentar:
Nach der Bettumstellung änderte sich das Leben dieses jungen Mannes radikal. Er heiratete seine langjährige Freundin, diese wurde sehr schnell schwanger (das wäre am vorigen Schlafplatz der beiden im Übrigen auch nicht möglich gewesen) und er machte eine berufliche Umschulung hin zu einem Beruf, bei dem er nicht mehr den ganzen Tag auf seinem Hinterteil sitzen musste, sondern zwischen stehen, gehen, sitzen abwechseln konnte. Insgesamt veränderte sich sein Gesundheitszustand sehr zum Guten.

Fall 23

Frau B., geb. 1940, war seit vielen Jahren meine Patientin. Mich brauchte sie für das hausärztliche Segment sowie als Gynäkologin, während sie für andere Kümmernisse die Hilfe diverser Fachärzte in Anspruch nahm.

So kam es auch, dass ich sie im Jahre 1996 erst sah, als sie ein völlig verzweifeltes Häuflein Elend war und berichtete, schon das ganze Jahr plage sie sich jetzt mit Schmerzen in der rechten Hüfte. Der Orthopäde habe mit Schmerzmitteln und Entzündungshemmern nichts ausrichten können, beim Röntgen sei nichts herausgekommen und auch die Magnetresonanztomographie (eine sündteure Spezialröntgenaufnahme) habe keinen greifbaren Befund erbracht.

Durch die heftigen Schmerzen könne sie kaum noch eine Treppe gehen, an Bergwanderungen mit ihrem kletterbegeisterten Gatten sei überhaupt nicht mehr zu denken, selbst das Sitzen im Büro bereite ihr inzwischen Mühe und auch ihrem Chef falle auf, wie sie durch die Gegend hinke. All das sei schon lange nicht mehr schön. Ihr seit Jahren leicht erhöhter Blutdruck sei durch die Schmerzen inzwischen völlig aus den Fugen geraten und der Internist überlege schon, ob er sie nicht auf stärkere Medikamente einstellen solle. Davor schrecke sie jedoch zurück.

Ich verließ mich einmal mehr nur auf meine Intuition und testete sie.

Die Geopathieampulle sprach an, und ich überzeugte sie, dass der Rutengänger kommen solle, um den Schlafplatz zu untersuchen. Und wie so häufig hörte ich: „Was wird da mein Mann sagen, der hält mich dann bestimmt für übergeschnappt."

Es gelang mir, ihr klarzumachen, dass sie alle Schuld auf mich abwälzen könne, dass überdies der Rutengänger schon seine Tricks und Kniffe habe, mit denen er skeptische Ehemänner überzeuge.

Ich wusste, dass der Rutengänger, wenn er einen „schlechten" Schlafplatz gefunden hatte, regelmäßig einen Muskeltest mit den skeptischen Ehemännern machte, die natürlich alle vor Kraft strotzen. Danach pflegte er sie für 5 Minuten in das schlechte Bett zu legen. Beim Muskeltest anschließend hatten alle nicht mehr das kleinste bisschen Kraft. – Das überzeugte in aller Regel mehr als alle Worte!

Der Kommentar des Rutengängers zu diesem Fall war: Belastung der Frau – rechte Hüfte durch geologischen Bruch, Wasser und Globalnetzkreuzung; Kreislauf durch Spaltenkreuzung, Wasser und Currykreuzung.

Kommentar:
Das Ende der Geschichte ist schnell erzählt. Die Umstellung des Bettes mit Unterstützung durch die Geovita-Tropfen brachte die Hüftschmerzen innerhalb eines Vierteljahres ohne weitere Therapie zum Abklingen. Frau B. benötigte auch keine stärkeren Medikamente für ihren hohen Blutdruck, im Gegenteil, die Blutdruckmedikamente konnten nach Bettplatzwechsel sogar halbiert werden.

Nebenbei: Auch der zuvor leicht erhöhte Blutdruck des skeptischen Ehemanns normalisierte sich nach der Umstellung.

Fall 24

Frau W., geb. 1933, war eine meiner langjährigen Patientinnen, die mich vor allem wegen ihrer nervösen Schilddrüse aufsuchte, wegen ihrer häufigen Kreuzschmerzen und ihrer Spannungskopfschmerzen, der Ohrgeräusche und der Schulternackenverspannungen. Irgendwann im Laufe des Jahres 1997 kam ich bei ihr auf den Gedanken, dass das stete Wiederkehren der Verspannungen – kaum war eine Serie Massagen oder Akupunktur abgeschlossen – auch noch andere Gründe haben könnte. Ich testete sie und fand eine geopathische Belastung.

Der Kommentar des Rutengängers zu seiner Bettplatzskizze: Belastungen der Frau – 1. Unterleib und Kreislauf durch Spalt und Wasser sowie Globalnetzkreuzung und Currykreuzung. 2. Schilddrüse durch Spalt und Wasser.

Nach der Umstellung änderte sich die Besuchsfrequenz von Frau W. drastisch. Statt wegen Tinnitus und Kreuzweh sah ich sie jetzt fast nur noch wegen vorbeugender Maßnahmen wie Impfen oder Sauerstoffbehandlungen, es war nie mehr die Rede von Kopfschmerz. (Vielleicht hatte es ihr auch einfach Aufschwung verliehen, dass sie sich mit einem Wunsch, nämlich den Schlafplatz untersuchen und umstellen zu lassen, gegen ihren dominanten Ehemann hatte durchsetzen können.)

Wie auch immer, der glückliche Ausgang freute mich sehr, denn ihr war deutlich anzusehen, wie sie aufblühte.

Kommentar:
Diese Kombination ist fast schon eine klassische Beschwerdemischung für Frauen im mittleren und höheren Alter. Liegt es am Mangel an Bewegung, der zu Verspannungen führt, ist es die allgemeine Überbelastung von Frauen, die sie so „krampfig“ macht, oder fehlt es schlicht an „Streicheleinheiten“ vonseiten eines männlichen Partners, um den Schmerzen vorzubeugen?

Wenn ich meine „Kopf- und Kreuzweh“-Patientinnen mit nervösen Begleitbeschwerden im Geiste Revue passieren lasse, so erscheint mir das Defizit vor allem im partnerschaftlichen Bereich zu liegen. Diese Frauen hatten alle entweder keinen Partner – Schicksal der Kriegerwitwen des Zweiten Weltkriegs – oder aber der Partner war einer von der Sorte: „Hart wie Kruppstahl, zäh wie Leder“ zu sich und zu anderen. Deren Werte waren Arbeit bis zum Umfallen, damit die Familie ein Haus ihr eigen nennen konnte, daneben Hobbies mit Freunden und Sport; nur die eigene Frau lief immer nebenher.

Die Bedürfnisse dieser Frauen konnten – oder wollten? – diese Männer nicht wahrnehmen. (Und dann ging der Gesetzgeber auch noch her und rationierte mittels Gesundheitsreform die Verschreibungsfähigkeit von Massagen – welch fatal falscher Schritt!)

Fall 25

Frau Sch., geb. 1925, war ein ganz besonders tragisches Beispiel für das, was alles passieren kann, wenn man nicht oder erst spät an das Vorliegen einer Geopathie denkt. Ich kannte sie schon zu einer Zeit, als ich selbst noch nichts von Erdstrahlen und solchen Dingen hielt, konnte also auch ihre Beschwerden (Entfernung der Gebärmutter im Jahre 1985, chronische Schlafstörung, Rheuma an den Händen, häufig Kopfschmerz, depressive Verstimmung) nicht unter diesem Aspekt einordnen.

Als ihr Ehemann im Jahre 1995 den ersten gutartigen Tumor im Bereich des Rückenmarks hatte und erfolgreich operiert wurde, hätte ich bereits hellhörig werden müssen. Aber wie es so ist im Alltagsgeschäft einer großen Praxis, man hört oft erst dann hin, wenn's wirklich brennt. Und es brannte erst 1997, als nämlich der gute Mann zum zweiten Mal operiert werden musste, weil der Tumor nachgewachsen war, und seine Frau völlig verzweifelte. Er sitze derzeit im Rollstuhl und die Ärzte wüssten nicht, ob und wann die Nervenbahnen zu den Beinen sich wieder regenerieren würden. Sie hatte sich mit ihrem Rheuma, mit den Kopfschmerzen und auch mit ihrer traurigen Stimmung schon abgefunden, nur mit den Schlafstörungen wollte sie sich nicht abfinden, denn schließlich sei sie diejenige, die jetzt den ganzen Haushalt „schmeißen“ müsse, und da brauche sie ihren Nachtschlaf. Also testete ich sie – und fand eine Geopathie.

Die Skizze des Rutengängers bestätigte meinen Verdacht. Die Hauptbelastung beider Partner lag im Becken- und Unterbauchbereich, also da, wo über Jahre der Tumor des Ehemannes hatte wachsen können. Dort fand sich ein wasserführender Spalt. (Dieser war sicher auch die Ursache für die gutartigen Myome, die in der Gebärmutter der Frau gewachsen waren, und schließlich zur Entfernung dieses Organs führten.) Frau Sch. hatte zusätzlich noch eine Globalnetzkreuzung im Bereich des restlichen Körpers, was Kopfschmerz und Schlafstörungen nur zu gut erklärte.

Kommentar:
Die Umstellung des Bettplatzes konnte zwar die Lähmungserscheinungen an den Beinen von Herrn Sch. nicht beseitigen, aber sie sorgte wenigstens dafür, dass Frau Sch. wieder fröhlicher wurde, besser schlief, weniger Kopfweh hatte und auch die Prognose ihres Mannes günstiger einschätzte. Er war jetzt aus der „Gefahrenzone" heraus, und so hatte sie die Gewissheit, dass der Tumor nicht mehr nachwachsen würde, was sie sehr entlastete.

Fall 26

Herr E., geb. 1954, litt über viele Jahre an chronischer, therapieresistenter Migräne, chronischem Kreuzweh und chronischer Prostataentzündung. All diese Beschwerden passten so gar nicht zu diesem sehr sportlichen, durchtrainierten Mann in guter beruflicher Position. Er versuchte – fast – alles, um die Schmerzen loszuwerden. Er macht regelmäßiges Rückentraining, ließ sich mit Akupunktur behandeln – was leider gar nichts brachte -, machte Entspannungsübungen, nahm Schmerzmittel – nichts wollte richtig helfen.

Ich hatte ihn 1996 schon getestet und eine geopathische Belastung gefunden. Der Kommentar des Rutengängers zu der Bettplatzskizze war: Bedingt durch die Spaltenkreuzung ist bei Herrn E. die ganze Wirbelsäule betroffen. Unterstützt wird die Belastung durch eine Currykreuzung, die auch den Kopf betrifft und zu Migräne führen kann. Eine Bettumstellung ist machbar.

Kommentar:
Unglücklicherweise glaubte Herr E. nicht an solch einen „Hokuspokus" wie Geopathien, stellte sein Bett nicht um, sondern konsultierte einen anderen Kollegen. Jedenfalls tauchte er in unserer Praxis nicht mehr auf. Deswegen kann ich über den weiteren Verlauf auch nichts mehr berichten. Ich erfuhr jedoch über Dritte, dass seine Beschwerden unverändert bestehen.

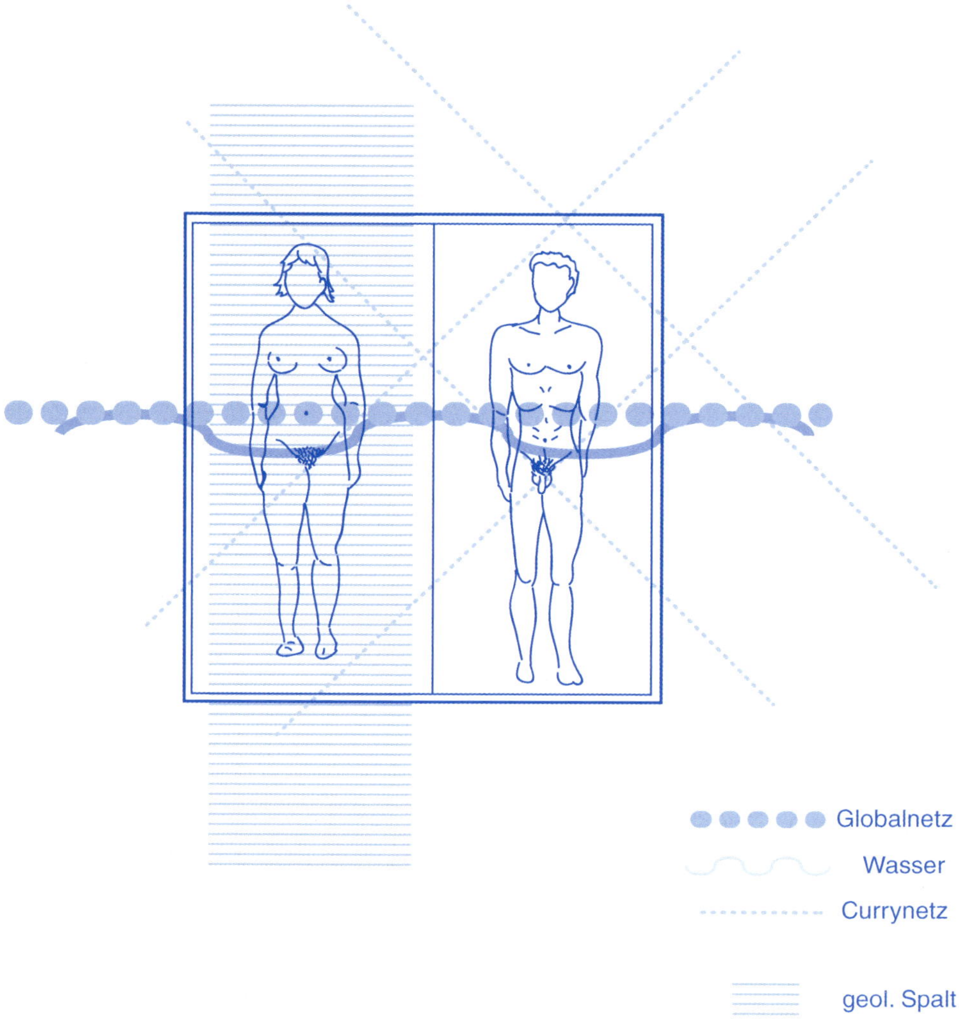

Bettplatzskizze eines Mannes mit chronischen Rückenschmerzen. Man erkennt eine Currynetzkreuzung mit Wasser und Globalnetz im Bereich der Lendenwirbelsäule. Seine Frau leidet an Schlafstörungen und Reizdarm – Belastungsfaktoren geologischer Spalt, Globalnetz und Wasser.

Fall 27

Frau G., geb. 1944, war da deutlich zugewandter. Sie kannte ich über Jahre nur als die „Schmerzensfrau“ mit den ständigen Kreuzschmerzen. Sie fühlte sich ständig erschöpft, oft war ihr übel, häufig musste ich sie krankschreiben, ohne das Problem wirklich lösen zu können. Ich war mir nie ganz sicher, was an den Schmerzen „echt“ war und wie viel davon auf das Konto ihrer problematischen Ehe ging, die schon seit Jahren sehr unglücklich war. Ich konnte nicht klar festmachen, welchen Anteil der „Seelenschmerz“ an der Krankengeschichte von Frau G. hatte.

Sie hatte 1984 die Gebärmutter entfernt bekommen, 1988 war sie wegen eines Bandscheibenvorfalls an der Lendenwirbelsäule operiert worden, aber dieser Bereich gab und gab keine Ruhe. Im März 1997 endlich kam mir der Gedanke, sie auf das Vorliegen von „Erdstrahlen“ zu testen. Der Test war positiv.

Der Rutengänger kommentierte: Belastung der Frau im Lendenwirbelbereich, Schlafstörungen, Unterleibsprobleme, durch Spalt mit Wasser und Currynetzkreuzung sowie Globalnetzkreuzung und Strom.

Im April 1997 stellte sie das Bett um, und es dauerte nur wenige Wochen, bis Frau G., die bis dahin immer grau und abgehärmt ausgesehen hatte, anfing, ein frischeres Aussehen zu bekommen. Und nicht nur dies: Sie war nicht mehr erschöpft, konnte ihre Arbeit wieder bewältigen, hatte Freude an ihren Kindern und Enkeln, konnte offener über ihre Vergangenheit reden und, das Beste: Sie hatte keine Kreuzschmerzen mehr.

Kommentar:
Die Beseitigung einer geopathischen Belastung ist ganz gewiss kein Allheilmittel gegen alle „Zipperlein“, sie erlaubt es jedoch, zwischen geopathiebedingten und geopathieunabhängigen Symptomen besser zu unterscheiden. So wird die Spreu vom Weizen getrennt, und der Patient kann besser von biologischen Therapien profitieren.

Fall 28

Frau M., geb. 1956, war seit jeher eine glühende Anhängerin sanfter Medizin. Daher hatte sie auch ihre häufigen Kopfschmerzattacken von mir mit Akupunktur behandeln lassen. Leider hatte die Akupunktur nichts am Kopfschmerz ändern können. Für mich wurde, je länger ich mich mit der Problematik der Geopathien befasste, eines klar, dass nämlich das Vorliegen einer Erdstrahlenbelastung das Wirken biologischer Therapien unmöglich macht oder zumindest erheblich erschwert. Folglich testete ich sie und fand eine geopathische Belastung.

Die Skizze des Rutengängers zeigt die Problematik sehr deutlich: Frau M. hatte einen Spalt mit Wasser durch den ganzen Körper, zusätzlich noch ein Globalnetzgitterkreuz vom Oberschenkel bis zum Hals. Die Umstellung dieses massiv belasteten Schlafplatzes ermöglichte eine dramatische Wandlung zum Besseren. Frau M. verlor ihre Migräne völlig, sie lebte auch sonst auf, wirkte rosiger und frischer. Ich sah sie nur noch selten in der Praxis, dafür umso häufiger mit ihren Kindern im Schwimmbad, wo alle fröhlich planschten.

Fall 29

Mit Frau R., geb. 1948, möchte ich noch eine der Skeptikerinnen vorstellen. Sie litt seit vielen Jahren an ständigen Verspannungen und Schmerzen im Bereich der Halswirbelsäule, mit Kopfschmerzen, Müdigkeit, niedrigem Blutdruck und Herzrhythmusstörungen.

Im Frühjahr 1996 hatte ich sie getestet, eine geopathische Belastung gefunden, und sie hatte auch den Rutengänger kommen lassen. Er kommentierte seine Skizze des Schlafplatzes wie folgt: Beschwerden der Frau – Kopfschmerz und Beschwerden im Nackenbereich durch Bruch und Wasser sowie Globalnetzkreuzung und Currykreuzung. Lendenwirbelbereich belastet durch Randzone Bruch. Es „passte“ also gut zu ihren realen Beschwerden, Frau R. ließ sich jedoch nicht überzeugen. Sie stellte ihr Bett nicht um, und so wunderte es mich auch nicht, dass die Beschwerden gleich blieben.

Ich habe nicht verstanden, warum sie einer vermeidbaren Schädigung nicht auswich, sie wird wohl ihre Gründe gehabt haben, nur nachvollziehen konnte ich ein solches Verhalten nicht.

Ängste und Depressionen

Wie bereits erwähnt, durchlaufen alle unsere Empfindungen die Station des limbischen Systems, wo sie „gefühlsmäßig aufgeladen“ und hernach mit einer bestimmten emotionalen Tönung im Langzeitgedächtnis abgespeichert werden. Bestimmte Zonen sind in der Lage, Menschen scheinbar völlig grundlos betrübt, ängstlich oder missmutig werden zu lassen, wobei diese Wesensänderung im Allgemeinen dann eher äußeren Einflüssen zugeschrieben wird – und wer hat nicht einmal einen Ärger zu verdauen oder erlebt Dinge, die ihn traurig machen können.

Ich werde jedoch nie den Fall einer jungen Frau vergessen, die ich über Jahre kannte und die immer ein fröhlicher, positiver Mensch gewesen war. Eines Tages saß sie vor mir, bitterlich weinend und sagte, sie verstehe sich selbst nicht mehr. Nichts freue sie mehr, immer sei sie deprimiert, weine viel und sei sich ganz fremd geworden.

Des Rätsels Lösung war, dass ihre Eltern ihr zum bestandenen Abitur eine Wohnung geschenkt hatten, die unglücklicherweise schwer geopathisch gestört war. Schon nach wenigen Wochen war die junge Frau in ihrer Lebensfreude schwer beeinträchtigt – nach Umstellen des Bettes an einen anderen Platz kehrte die gute Laune genauso schnell wieder zurück und seelische Betreuung war nicht mehr nötig.

Ich erlebe in der Praxis jede Woche mindestens einen Fall, wo Menschen über akute seelische Krisen klagen, aber beim besten Willen keine greifbare Ursache dafür nennen können. Die Familien sind in diesen Fällen intakt, die berufliche Tätigkeit macht Freude und wird als sinnhaft erlebt, es gibt keine äußeren „Katastrophen", die die seelische Schieflage begründen könnten, und gleichwohl fühlen sich solche Menschen seelisch erschüttert – durch die schädlichen Auswirkungen einer noch nicht erkannten Geopathie. Die nachfolgenden Fälle gehören in diese Kategorie.

Fall 30

Frau Sch., geb. 1979, kannte ich über viele Jahre als Patientin mit leichter Neurodermitis, Neigung zu Reizmagen und Nervosität. Im Frühjahr 1996 entwickelte sie im Anschluss an die Entfernung der Mandeln aus heiterem Himmel eine Depression mit starker Herzangst, die sowohl sie, als auch ihre Mutter und mich als die behandelnde Ärztin stark irritierte.

Beim Test zeigte sich eine geopathische Belastung. Der Rutengänger fand als Schwachpunkte die gesamte obere Körperhälfte (einschließlich des Magens), durch einen Bruch mit Currynetzkreuzung, dazu noch eine Globalnetzkreuzung im Kopfbereich und eine elektrostatische Belastung durch viele Kuscheltiere. Der Schlafplatz wurde sofort umgestellt, und innerhalb weniger Wochen erholte sich nicht nur der Hautbefund der jungen Frau, sondern auch ihre seelische Verfassung.

Kommentar:
Der Auslöser für das gesamte Drama war ein Liebeskummer gewesen – der ihr sicherlich auf den Magen geschlagen hatte, weil sie ihn nicht ohne weiteres „verdauen" konnte. Die tiefere Ursache lag jedoch in der Geopathie, denn im darauffolgenden Jahr hatte sie wiederum Liebeskummer zu bewältigen, diesmal aber ohne Angst und schwere Depression.

Es scheint so zu sein, dass Krisen von außen ein stabiles System zwar schwächen, aber nicht zum Kollaps bringen können. Ein „geopathisch vorgeschwächtes" System jedoch kann die gleiche Krisensituation von außen nicht mehr aushalten und produziert ausgeprägte Symptome.

Fall 31

Dass es auch anders ausgehen kann, zeigt der Fall von Frau W., geb. 1949. Sie hatte sich 1996 an der rechten Brust operieren lassen müssen, eines gutartigen Tumors wegen, aber seither litt sie an chronischen Angstzuständen, Depressionen, Angst vor bösartiger Krankheit, Schlaflosigkeit und Wirbelsäulenbeschwerden.

Im Januar 1997 testete ich sie und fand eine geopathische Belastung, die im Februar 1997 beseitigt wurde. Der Rutengänger schrieb dazu: Frau W. liegt in einer Spaltenkreuzung, die zu Schlafstörungen und Depressionen führen kann. Durch das Spaltwasser und die Globalnetzgitterkreuzung wird sicherlich auch der Kreislauf negativ beeinflusst.

Durch die Umstellung, hatten wir alle gehofft, werde sich der Zustand von Frau W. deutlich bessern. Es änderte sich jedoch fast nichts. Zwar wurde ihre Schlafqualität deutlich besser, die Anstzustände und depressiven Verstimmungen blieben jedoch bestehen, und führten sogar dazu, dass sie im Sommer 1997 zu einer stationären psychotherapeutischen Behandlung eingewiesen werden musste.

Kommentar:

In ihrem Fall zeigte sich sehr deutlich, dass das Beseitigen der Geopathie bei weitem nicht ausgereicht hatte, um die Symptome zu beseitigen. Sie hatte solch tiefsitzende Ängste und Befürchtungen, dass die Geopathie nur noch ein zusätzlicher Puzzlestein gewesen war, mit zu wenig Einfluss, um sie dauerhaft zu bessern.

Fall 32

Frau Z., geb. 1943, hatte als Schwachpunkte seit Jahren die Lendenwirbelsäule, wo sie einmal einen Bandscheibenvorfall erlitten hatte, 1993 die Entfernung der Gebärmutter, eine chronische Depression mit genauso chronischer Schlafstörung, die sie chronisch mit Alkohol zu beseitigen versuchte. Dem zugrunde lag ein chronischer Kummer, da ihr Ehemann, der auch der Vater ihrer beiden Kinder war, sie wegen einer anderen Frau verlassen hatte und sie jetzt in der Familie völlig isoliert war. Die mittlerweile erwachsenen Kinder besuchten lieber den Vater und seine neue Partnerin als die Mutter, die immer das gleiche Lied jammerte. Weil all meine biologischen Therapien, Infusionen, Akupunktur und chemische Antidepressiva nicht helfen wollten, testete ich sie im Sommer 1997 und fand eine geopathische Belastung.

Im Januar 1998 entschloss sie sich schließlich, den Rutengänger kommen zu lassen und das Bett umzustellen. Er fand eine Spaltenkreuzung und Wasser sowie eine Currynetzkreuzung und ein Globalnetzgitterkreuz, alles im Becken. Nach der Umstellung wurden dann auch ihre Kreuzschmerzen deutlich besser, sie war wieder uneingeschränkt arbeitsfähig, die Schlafqualität wurde besser, was blieb, war die depressive Grundstimmung mit der Trauer um das verlorene Lebensglück.

Kommentar:
Auch die Bettplatzumstellung konnte ihr die Aufgabe nicht abnehmen, ihr Leben selbst in die Hand zu nehmen, sich auf ihre Stärken zu besinnen, und den Sinn im Leben in sich selbst zu finden. Sie konnte sich nie völlig von der Vorstellung lösen, ihr Exmann sei verantwortlich für ihr Unglück und müsse dafür auch zur Rechenschaft gezogen werden. Sie verharrte im Groll und verpasste darüber manche Chance, ihr Leben eigenständig und trotzdem glücklich zu leben.

Fall 33

Frau R., geb. 1953, war ebenfalls eine seit Jahren leidende Person. Ihre auffallendsten Symptome waren diffuse Schmerzen am ganzen Körper, die ihr das Etikett „Weichteilrheuma" eingebracht hatten. Daneben litt sie fast ständig an Spannungskopfschmerz, an Depressionen und einem tief verwurzelten Gefühl von Sinnlosigkeit und Angst. Sie hatte Angst vor dem Leben, Angst vor vielen Situationen, Angst, die häufig einfach diffus da war und nicht recht zu packen. Sie hatte sich, der Schmerzen wegen, schon häufig akupunktieren lassen, aber die Akupunktur half nicht, und das machte mich stutzig.

Eine gut ausgeführte Akupunktur hilft gerade bei Kopfschmerzpatienten fast immer zuverlässig, es sei denn, es gibt den Faktor Geopathie oder einen anderen unerkannten Störherd, der den Therapieerfolg boykottiert. So auch bei ihr. Im Juli 1997 stellte ich die Geopathie fest, im August 1997 erfolgte die Umstellung. Sie lag mit Becken und Bauch in einem Spalt mit Wasser, zusätzlich hatte sie eine Strombelastung. Strom und Wasser zusammen sind eine sehr ungünstige Kombination bezüglich aller rheumatischen Beschwerden.

Kommentar:
Das „Rheuma" bei Frau R. wurde sehr viel besser, desgleichen die Kopfschmerzen. Was nicht verschwand, war Angst und Depression. Ursache hierfür war, wie ich erst nach und nach herausfand, ein schier unlösbarer familiärer Konflikt, der mit Eigenständigkeit, Versorgung, Aufrichtigkeit und Verwöhnungswünschen zu tun hatte. Frau R. war aufgrund ihrer Erziehung nicht in der Lage, ihre Anliegen direkt zur Sprache zu bringen, sie wählte den Umweg über den Körper und die Sprache der Seele, was die anderen Beteiligten leider nicht gut genug übersetzen konnten.

Fall 34

Frau P., geb. 1960, hatte ein fast identisches Bettplatzbild. Auch sie lag mit dem Unterleib in einem Spalt mit Wasser, auch sie hatte eine Strombelastung. Auch sie litt an depressiver Grundstimmung, an innerer Unruhe, außerdem an einer Essstörung mit Fressattacken, einer Anfälligkeit für banale Infekte und zahlreichen Allergien. Auch bei ihr hatte ich mein gesamtes therapeutisches Arsenal ohne allzu guten Erfolg zum Einsatz gebracht, beginnend mit Eigenblutbehandlungen, Neuraltherapien, Symbiontenlenkung, Fastenkuren, die Erfolge waren mäßig, es ging immer zwei Schritte vor und einen zurück. Glücklicherweise war Frau P. eine geduldige und dankbare Patientin, der schon die Gespräche mit mir viel Stabilisierung brachten.

Im Juni 1997 entschloss ich mich aber doch, die Geopathie zu testen, sie ließ sie auch sofort sanieren, und stellte ihr Bett um.

Damit begann eine Welle von vorher undenkbaren Veränderungen. Wie Frau R. hatte auch Frau P. in einer unglücklichen Ehe vor sich hingemickert. Sie fand jetzt aber die Kraft, diese Beziehung aufzukündigen, sie verließ ihren Ehemann, um im Jahr darauf einen neuen Partner zu heiraten.

Zeitgleich verschwanden die meisten ihrer Allergien, sie litt fast nicht mehr unter Infekten, sie verlor an Gewicht, sie wurde fröhlicher und strahlender. Sie hatte wieder Spaß an ihren Hobbies, sie bastelte viel, allesamt kleine Kunstwerke, die sie freigiebig verschenkte. Sie fand Spaß am Leben, begann Sport zu treiben und etwas für ihre Fitness zu tun. Kurz gesagt, die Frau begann, richtig lebendig zu werden.

Es war für mich und andere Außenstehende eine Freude, dies zu beobachten, während der Exmann, der die Jahre zuvor immer „gesund" gewesen war, plötzlich anfing, zu kränkeln.

Ich habe meine heimlichen Überlegungen darüber angestellt, ob er nicht die ganzen Ehejahre von der Kraft seiner Frau gelebt hatte, und nun, da sie weg war, merkte er plötzlich, dass ihm „der Stecker herausgezogen wurde", dass sein Akku fehlte und er sich auf seine eigenen Reserven besinnen musste.

Infektanfälligkeit

Häufige Infekte, immer wiederkehrende Entzündungen der Luftwege, mit Husten, Schnupfen, heiserer Stimme und einem erheblichen Krankheitsgefühl gehört leider zum Alltag vieler Menschen. In den Arztpraxen sind diese Patienten gefürchtet, denn sobald das Wetter umschlägt, kommen diese Menschen einmal mehr mit einem Infekt – und gehen allzu häufig wieder mit einem Rezept für ein Antibiotikum, das zwar kurzfristig die Symptome lindert, langfristig jedoch das Abwehrsystem und die Schleimhäute schwächt. So beginnt ein unheilvoller Zirkel, der oft genug in chronischen Krankheiten endet.

Ich habe es mir mit der Zeit zur Gewohnheit gemacht, alle „anfälligen" Patienten auf Geopathien hin zu untersuchen, denn dieser vegetative Störfaktor bringt die Selbstheilungskräfte des Körpers erheblich durcheinander – und ohne eine Sanierung bleibt die naturheilkundliche Behandlung Stückwerk, und damit für Patient und Arzt gleichermaßen unbefriedigend.

Meinen Patienten erkläre ich diese Zusammenhänge mit folgenden einfachen Worten: Unser Immunsystem lädt sich in der Nacht auf, weil während des Schlafes, wenn wir keiner äußeren Aktivität nachgehen, der Körper Zeit hat, sich um die Regeneration, Reparatur und den Zellaufbau zu kümmern.

In der Nacht werden fehlerhafte Zellen repariert oder gefressen, es wird verdaut, es wird ausgeschieden, und je erholsamer wir schlafen, desto fitter und vitaler fühlen wir uns am nächsten Morgen. Schlafen wir hingegen schlecht oder oberflächlich – wie auf Störzonen leider üblich – kann der Körper seiner „Nachtarbeit" nicht nachkommen und das Immunsystem wird mit jeder weiteren schlechten Nacht immer schwächer und anfälliger.

Aufbaukuren oder Präparate für eine gestärkte Immunabwehr bringen dann nicht so viel, wie wir hoffen, auch Eigenblutbehandlungen lösen das Problem nicht wirklich. Besser geht es oft, wenn man den Faktor Störzone aus der Erde bedenkt, wie die folgenden Beispiele zeigen:

Fall 35

Der kleine Martin, geb. 1996, war seit seiner Geburt ein schwächliches Kerlchen. Er wollte nicht richtig gedeihen, litt an Neurodermitis, einer asthmoiden Bronchitis und ständigen Infekten. Die Infekte setzten ihm deswegen so zu, weil er dann fast keine Luft mehr bekam und seine Mutter ganze Nächte damit zubrachte, die Erstickungsanfälle ihres Kindes mit Frischluft und chemischen Medikamenten zu bekämpfen. Im September 1998 kam sie mit ihm in unsere Praxis, um ihn „alternativ" behandeln zu lassen. Mein Mann testete eine schwere Geopathie bei dem Kind und empfahl eine Bettplatzsanierung. Im Ok-

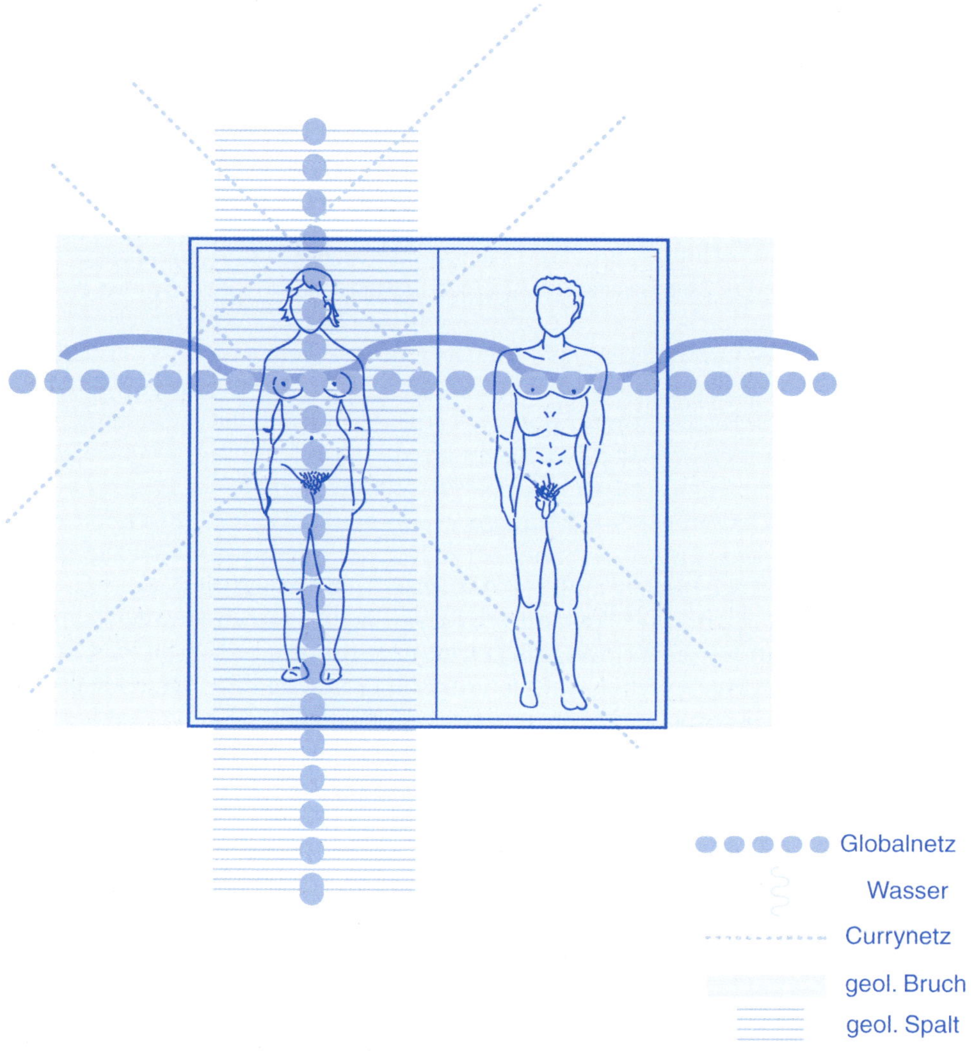

Bettplatzskizze einer Frau mit Asthma und chronischen Infekten: Der Bereich von Brust und Lunge ist mehrfach belastet – durch Spalt, Bruch, Globalnetzkreuzung und Currynetzkreuzung.

tober 1998 kam der Rutengänger und fertigte eine Skizze. Sein Kommentar dazu: Der Bub liegt in einer Spaltenkreuzung mit Wasser im Brustbereich. Dazu kommt noch eine Global- und Currykreuzung, ebenfalls im Brustbereich. Mögliche Beschwerden sind: Bronchienbereich, Immunsystem, Anfälligkeit für Allergien.

Damit hatte er, ohne etwas von den Symptomen des Kindes zu ahnen, den Nagel auf den Kopf getroffen. Nach der Umstellung geschah ein kleines Wunder: Martin hatte keine Asthmaanfälle mehr, er war nicht mehr öfter erkältet als andere Kinder seines Alters auch und er nahm auch an Gewicht zu. Er konnte nachts schlafen, und seine Mama, endlich, auch.

Kommentar:
Auch im Falle von Martin freut es mich ganz besonders, dass durch die Einbeziehung der Geopathie als krank machendem Faktor eine unglückliche Entwicklung zum chronisch Kranken verhindert werden konnte.

Fall 36

Frau R., geb. 1944, war eine sehr vitale und fröhliche Psychologin und Paartherapeutin. Sie wirkte wie jemand, der Krankheiten nicht „braucht", um sich dadurch Vorteile zu verschaffen, wie umsorgt und gepflegt zu werden. Umso merkwürdiger wirkte ihre Krankengeschichte auf mich. Sie litt neben chronischen Schlafstörungen und zahlreichen Infekten an Myomen (gutartigen Muskelwucherungen der Gebärmutter), an wiederholten Darmverschlüssen, die Operationen notwendig machten, und als Krönung an einer komplizierten Nierenbeckenentzündung im Jahre 1997. Das brachte mich im September 1997 auch dazu, sie auf Geopathien zu testen. Ende Oktober kam der Rutengänger und notierte: Belastungen der Frau: Lendenwirbelbereich und Unterleib durch geologischen Bruch mit Globalnetz und zu viel Strom. Allgemeiner Schwächezustand durch Bruch mit Wasser und Currykreuzung.

Kommentar:
Die Umstellung des Bettplatzes erbrachte rasch eine allgemeine Besserung der Beschwerden. Weder Blase noch Niere oder Darm machten seither Probleme, auch die Anzahl der Infekte über's Jahr nahm stark ab. Die letzte Begegnung mit ihr aus dem Frühjahr 2000 zeigte eine strahlende Frau, die um Jahre jünger, frisch und vital wirkte und über keinerlei Probleme klagte.

Fall 37

Frau J., geb. 1959, war Mutter dreier Töchter, vom Säuglings- bis zum Schulkindalter. Sie hatte zum einen an Krampfadern zu leiden – Ausdruck ihrer Bindegewebsschwäche, die durch die drei Schwangerschaften auch nicht besser geworden war. Zum anderen litt sie an Knieproblemen, vor allem aber an fast ständigen Infekten der oberen Luftwege und des Halses, was zu Heiserkeit und Husten führte. Es gab keine Grippewelle, die an Frau J. vorbeigegangen wäre, keine Kindergarteninfekte, die nicht auch sie betroffen hätten – sie war wirklich zu bedauern.

1997 hatte ich plötzlich die Eingebung, sie auf Geopathien zu testen. Zu meinem Erstaunen war sie „positiv“, und war auch gleich bereit, den Rutengänger kommen zu lassen. Dieser schrieb zu seiner Skizze: Belastungen der Frau im Kopfbereich mit Hals und Schilddrüse durch Strom, Spalt und Currykreuzung, Unterleib durch Spalt und Globalnetzkreuzung belastet.

Kommentar:
Nach der Umstellung kam sie erstmals infektfrei durch den Winter, sie behielt zwar ihr schwaches Bindegewebe, sie verlor jedoch ihre Heiserkeit und den fast schon chronischen Husten und Schnupfen. Man vergisst häufig, dass zum Unterleibsbereich auch die Beine gehören, die ja ans Becken „angeschraubt“ sind – und dass damit auch die Krampfaderbeschwerden durch Bettplatzsanierung weniger wurden.

Diverse chronische Erkrankungen

Chronische Erkrankungen, vor allem, wenn sie mit zahlreichen, nicht recht zuzuordnenden Symptomen einhergehen, sollten als allererstes auf geopathische Belastung hin untersucht werden. Ich wundere mich immer wieder, wenn neue Patienten zu mir kommen und mir erzählen, welche Therapien bei ihnen schon probiert wurden – alle teuer, ohne bleibenden Erfolg und mit Frust für Patient und Therapeut verbunden. Ich bin dann immer ganz fassungslos, dass die zahlreichen Therapeuten nicht einmal auf die Idee gekommen sind, nach einer geopathischen Störzone zu schauen – wie hätte sich die Leidenszeit dadurch abkürzen lassen. Aber wie schreibt Eugen Roth so bissig und doch so richtig:

Was bringt den Doktor um sein Brot,
a) die Gesundheit, b) der Tod.
So hält der Arzt, auf dass er lebe,
uns zwischen beiden in der Schwebe.

Ich weiß inzwischen, dass die Geopathien so gut wie jedes Symptom hervorbringen können, je nach den individuellen Schwachpunkten, und dass die Beseitigung der Erdstrahlenbelastung häufig schon die halbe Therapie ist. Ich habe mich oft gewundert, wie viele Symptome nicht mehr geklagt wurden, nachdem einzig das Bett umgestellt war. Das gefiel mir gut, denn so konnte ich mich mit dem Patienten dann den wirklich noch drängenden Problemen zuwenden. Auch dazu einige Beispiele:

Fall 38

Frau H., geb. 1945, war Dauergast in meiner Praxis seit Beginn. Stets wirkte sie kränklich, mal zwickte es hier, mal dort. Sie hatte bereits die Schilddrüse operiert bekommen, auch die Gebärmutter war entfernt worden, sie klagte häufig über geschwollene Beine, über Schmerzen in der Lendenwirbelsäule, rasche Ermüdbarkeit, Fußschmerzen, ohne dass die schulmedizinischen Untersuchungen je einen greifbaren Befund ergeben hätten. In meiner Geopathie-Euphorie der Jahre 1996 und 1997 testete ich auch sie unter dem Stichwort: „Chronische Beschwerden ohne merkbare Besserung, trotz vieler Therapien“ – und siehe da, sie testete positiv.

Der vielen Untersuchungen und Behandlungen überdrüssig geworden, ließ sie sofort den Rutengänger kommen, und ihr Bett umstellen. Er kommentierte: Belastungen der Frau: Unterleib – Lendenwirbelbereich, Kreislauf, Blutdruck durch Spaltenkreuzung mit Wasser, Currynetzkreuzung und Globalnetzkreuzung.

Nach der Umstellung sah ich Frau H. nur noch im Rahmen der Vorsorgeuntersuchungen oder wenn sie sich impfen ließ. Ihr Gesamtzustand besserte sich in fast unglaublicher Weise. Von vorher zwei Besuchen im Monat bei mir in der Praxis ging ihre „Therapiebedürftigkeit“ auf zwei Besuche im Jahr zurück.

Kommentar:
Ich machte häufig die Beobachtung, dass gerade die besonders sensiblen und empfindlichen Patienten von der Bettplatzumstellung am deutlichsten profitierten. Offenbar wird ihre zarte Regulation durch die geopathische Störstrahlung dermaßen beeinträchtigt, dass ein Entfernen dieser Störung wahre „Wunder“ bewirkt.

Fall 39

Frau V., geb. 1943, litt seit 1973 an den Folgen einer ererbten Form der Leberzirrhose aufgrund einer Gallenschwäche. Sie war in Kliniken mehrfach als Alkoholikerin abgestempelt worden, obwohl sie keinerlei Alkohol trank. Die Krankheit führte bei ihr zu einem unerträglichen Juckreiz der Haut mit Geschwüren und Ausschlägen (durch die Giftstoffe, die anstelle über die Leber nun über die Haut ausgeschieden wurden – der Körper versucht sich stets zu helfen, so gut er kann). Daneben war sie schon morgens extrem müde, musste sich auch unter Tags mehrfach ausruhen, sodass sie ihren Beruf, den sie sehr liebte, nicht mehr ausüben konnte.

Bei ihr sah ich über die Jahre immer wieder die schönen Auswirkungen von Fastenkuren, denn sobald sie längere Zeit fastete, ging der Juckreiz zurück. Gleichzeitig normalisierten sich ihre erhöhten Leberwerte und sie wurde munterer. Nun kann man ja leider nicht ständig fasten, es sei denn, man ist ein indischer Yogi, oder heißt Jasmuheen und behauptet, man könne von reinem Prana leben – also mussten wir uns eine andere Lösung einfallen lassen.

Ich empfahl ihr, ihren Schlafplatz vom Rutengänger untersuchen zu lassen, denn bei ihrem ohnehin angeschlagenen Gesundheitszustand konnte sie sich keine zusätzlichen, vermeidbaren Schädigungsfaktoren mehr leisten. Er fand einen Spalt über den ganzen Körper, zusätzlich eine Currynetzkreuzung mit Randzone im Bereich der Leber. Die Bettumstellung brachte natürlich die Leberzirrhose nicht zum Verschwinden, allerdings wurde die Schlafqualität von Frau V. deutlich besser, auch tags wurde sie belastbarer, wodurch sich ihr Aktivitätsradius deutlich vergrößerte.

Kommentar:
Heilung konnte in diesem Falle nicht erzielt werden, wohl aber deutliche Linderung, und das war für sie schon viel. Zudem wurde das Fortschreiten der Zirrhose aufgehalten. Frau V. erhielt nach kurzer Wartezeit im letzten Jahr eine Transplantationsleber, und fühlt sich seither wieder richtig „fit".

Fall 40

Frau L., geb. 1947, war berufstätige Mutter von vier Kindern. Da sie immer sehr beschäftigt war, sah ich sie selten. Sie fastete zweimal im Jahr selbstständig, kämpfte immer mit einem leichten Übergewicht, litt an häufigen Venenentzündungen, war aber sonst gesund. Aufgeschreckt wurde sie, als sich in ihrer rechten Brust ein gutartiger Knoten bildete, der operiert werden musste. Zeitgleich entwickelte sie eine beginnende Zuckerkrankheit, die sie beunruhigte.

Aus eigenem Antrieb ließ sie einen Rutengänger kommen, weil sie über Erdstrahlen schon manches gelesen hatte. Sein Kommentar zu seiner Skizze war: Halsbereich belastet durch Bruch, Wasser und Currykreuzung, rechte Brust belastet durch Bruch, Wasser und Globalnetzkreuzung (Frau schläft auf dem Bauch), Unterleib durch Bruch, Wasser und Currykreuzung.

Mit den Jahren hatte ich gelernt, derartige Skizzen wie Röntgenbilder zu lesen, und so konnte ich sofort sehen, dass sowohl die Brust als auch die Bauchspeicheldrüse mehrfach belastet waren, dass also sowohl der gutartige Brusttumor als auch die beginnende Zuckerkrankheit einen Zusammenhang mit den Erdstrahlen haben konnten.

Nach der Umstellung gingen die Zuckerwerte im Blut auf Normalmaß zurück, es bildete sich auch keine weitere Geschwulst in der Brust, und als unerwarteter Nebeneffekt traten auch keine Venenentzündungen mehr auf.

Kommentar:
Zuweilen bin ich selbst überrascht über die Effekte, die eine Bettplatzsanierung auf das Allgemeinbefinden haben kann. Oder anders formuliert – anhand solcher Beispiele wird deutlich, wie weitverzweigt die Auswirkungen einer vegetativen Funktionsstörung auf Organfunktionen sein können.

Fall 41

Frau R., geb. 1935, hatte, als sie das erste Mal zu mir kam, bereits ein ganzes Bündel an Erkrankungen hinter sich gebracht, die sich wie ein Lehrbuch der Inneren Medizin und der Neurologie lasen. 1975 hatte sie eine Bauchspeicheldrüsenentzündung gehabt, schon seit vielen Jahren einen hohen Blutdruck, 1995 einen Schlaganfall und einen Bandscheibenvorfall im Lendenbereich, 1995 außerdem eine Lungenembolie. Seither litt sie an Gangunsicherheit, Kribbeln in den Beinen, depressiver Verstimmung, und daran, dass sie viele Nahrungsmittel nicht mehr vertrug.

Sie kam im Mai 1996 zum ersten Test zu mir, und neben vielen anderen Schwachpunkten entdeckte ich eben auch eine geopathische Belastung bei ihr. Damals wusste ich schon, dass die Effizienz biologischer Therapien um ein Vielfaches größer ist, wenn dieser Störfaktor beseitigt ist. Darum bat ich sie, vorrangig ihren Schlafplatz sanieren zu lassen, was im August 1996 dann auch geschah. Der Rutengänger fand Belastungen im Unterbauch und Kopf-Halsbereich durch einen Spalt, Globalnetz- und Currykreuzung.

Die Umstellung verbesserte das Befinden von Frau R., sodass ihr hoher Blutdruck leichter behandelbar wurde und sich auch ihre depressive Grundstimmung verbesserte. Was blieb, war eine gewisse Ängstlichkeit in Bezug auf die Fortbewegung, denn sie fürchtete sich sehr vor einem weiteren Schlaganfall, und unterforderte ihr Kreislaufsystem.

Solch ängstlich-besorgtes Verhalten habe ich bei zahlreichen Schlaganfallpatienten gesehen und ich denke, es wäre Aufgabe der erstbetreuenden Klinik, die Patienten darauf hinzuweisen, dass regelmäßiges, moderates „Training" ihre Prognose mehr verbessert als das ängstliche „Im-Sessel-Sitzen".

Kommentar:
An dieser Stelle sei mir eine generelle Kritik an vielen Kliniken erlaubt, die ihre Aufgabe immer noch weitestgehend als Reparaturanstalt sehen und auf den Bereich der seelischen Verarbeitung von Krankheit oder Unfall noch viel zu wenig eingehen. Nach meiner Auffassung gehört eine seelische Begleitung vom ersten Moment der Klinikaufnahme mit dazu, damit ganzheitliche Behandlung erst möglich wird, damit auch die Selbstheilungskräfte des Patienten optimal miteinbezogen werden können. Dazu bedarf es natürlich eines partnerschaftlichen Miteinander, und da gibt es gerade in den Kliniken noch viele Defizite.

Solange die dortigen Assistenzärzte nicht eigenständig denken dürfen und ihre Ideen komplementärer Behandlung, sei es Akupunktur – oder Homöopathie oder Handauflegen – heimlich ausführen müssen, solange wird es noch ein weiter, steiniger und vor allem teurer Weg sein bis zu einer optimalen Krankenbetreuung. Ich denke, es wäre für die deutschen Kliniken an der Zeit, Modelle, wie sie in England (Heilerinnen als zugelassene Heilkräfte im Krankenhaus) oder Amerika (Beten als Zusatzbehandlung für Herzpatienten) längst gang und gäbe sind, auch hierzulande in den Klinikablauf zu integrieren. Dazu bedarf es allerdings einer vorurteilsfreien Grundgesinnung, und die ist bei Chefärzten leider doch eher selten.

Fall 42

Frau U., geb. 1945, hatte mit 43 Jahren ihren Ehemann an einem Bronchialkrebs verloren. Seither lebte sie alleine in der Wohnung und hatte eine Reihe an Krankheiten entwickelt.

1996 war ihr die Gallenblase entfernt worden, außerdem litt sie an einem Zwölffingerdarmgeschwür und einer Leberentzündung. Sie war extrem müde, hatte eine nuschelige, verwaschene Sprache, ähnlich einem Betrunkenen, obwohl sie nicht betrunken war.

Die ganze Problematik war etwas unklar, weswegen ich sie, um etwas mehr Klarheit in die Sache zu bringen, zunächst testete. Ich fand eine geopathische Belastung im August 1997, und im November 1997 stellte sie ihr Bett um.

Der Rutengänger kommentierte seine Skizze so: Belastung der Frau im Unterbauch durch Wasser, Verwerfung und Currykreuzung, Leber und Herzbereich belastet durch Wasser, Verwerfung und Globalnetzkreuzung.

Der weitere Verlauf zeigte, dass der Großteil der Beschwerden von der Geopathie kam.

Die Entzündung von Leber und Magen klang ab, die Müdigkeit ging zurück, die Sprache wurde klarer; was blieb, war eine Traurigkeit über das Alleinleben. Da war ich als Ärztin jedoch machtlos.

Kommentar:
Manchmal sollte man in unserem Beruf nicht nur Diagnostiker und Therapeut sein, sondern darüber hinaus Seelsorger, Beichtvater, beste Freundin, Vermittler in Familiendramen, Partnervermittlungsinstitut, Eheberater und Berufsberater.

Fall 43

Frau W., geb. 1943, gehörte seit vielen Jahren zu meinen Stammpatientinnen. Sie war eine freundliche Person, Mutter zweier erwachsener Kinder, zusammen mit ihrem Ehemann selbstständig tätig. Ihr Ehemann „strotzte" vor Gesundheit, war stets aktiv und unternehmungslustig, während sie durch allerlei kleinere „Wehwehchen" in ihrem Tatendrang eingeschränkt wurde.

Sie litt an Krampfadern mit geschwollenen Beinen, sobald das Thermometer über 20 Grad kletterte, des Weiteren hatte sie einen Magenbruch mit ständigem sauren Aufstoßen, häufig war ihr schwindlig, die Nackenmuskeln waren verspannt, und auch ihr Schlaf war schlecht. Ich behandelte sie mit allen Möglichkeiten, die ich hatte – und sie kam immer in den Genuss von all dem Neuen, was ich dazulernte, sodass wir Schritt um Schritt weiterkamen. So war es unausweichlich, dass sie auch in mein „Geopathie"-Projekt aufgenommen wurde.

Im Frühjahr 1997 wurde sie getestet, und der Rutengänger kam zu ihr nach Hause. Die Skizze zeigt eine Kreislaufbelastung durch die Randzone eines Spaltes, Belastung von Magen, Darm und Unterleib durch Wasser, Globalkreuzung und Currykreuzung, rheumatische Beschwerden durch Wasser, Schilddrüsenbelastung durch Currykreuzung.

Kommentar:
Die Umstellung besserte Schlaf und Allgemeinbefinden, verbesserte das Krampfaderproblem, änderte jedoch leider kaum etwas am Schwindel und den Nackenverspannungen. Diese waren der Preis für jahrelange Fehlhaltungen und zu wenig Sport. Durch gezielte gymnastische Übungen wurde dann auch dieses Problem besser, aber ganz verschwand es nicht.

Krebserkrankungen

Krebserkrankungen sind heutzutage die gefürchtetsten Erkrankungen, etwas, wovor die allermeisten Menschen die schrecklichsten Ängste haben, denn diese Erkrankung wird automatisch mit Schmerzen, Siechtum und unausweichlichem Tod gleichgesetzt. Zwar hat es in den vergangenen Jahren erhebliche Fortschritte in der Diagnostik und Therapie bösartiger Erkrankungen gegeben, die Anzahl der Neuerkrankungen und die Zahl der Krebstodesfälle steigt jedoch ebenfalls krass an. Dadurch entsteht der Eindruck, dass sich statistisch nicht viel „bewegt".

Für jeden Einzelnen, der von dieser Krankheit betroffen ist, ist es daher von allergrößter Wichtigkeit, sich umfassend über die diagnostischen und vor allem über die therapeutischen Möglichkeiten zu informieren, denn längst nicht alle Möglichkeiten, die es gibt, werden einem Kranken in der Klinik vorgestellt. Es ist längst wichtig geworden, sich selbst zu informieren, über Bücher, das Internet, Selbsthilfegruppen und andere Quellen, damit man dann die individuell richtige Entscheidung für sich fällen kann.

Ich betone meinen Patienten gegenüber immer wieder, dass kein Arzt für den Patienten entscheiden kann, denn die Krankheit ist Sache des Patienten, er geht seinen eigenen Weg, und sein Arzt kann zwar Begleiter sein, aber die Entscheidungen sollte der Patient fällen (dürfen).

Ich möchte kurz auf die wichtigsten Grundzüge der schulmedizinischen Forschung und Denkweise eingehen. Die häufigsten Krebsarten sind Lungenkrebs, Darmkrebs und Brustkrebs, auf die ich später noch etwas näher eingehen werde.

Die Krebskrankheit ist keine Krankheit, die den Körper von außen befällt, wie etwa eine Verletzung oder ein Unfall. Die Krebserkrankung entsteht im Körper selbst.

Dazu ist es notwendig, sich klarzumachen, dass alle Zellen eines Körpers ursprünglich aus einer einzigen Eizelle entstammen.

Das bedeutet, dass in allen Körperzellen die gleiche genetische Information enthalten ist, also die Summe dessen, was wir von Vater und Mutter vererbt bekommen haben. Jede Zelle hat in diesem Erbmaterial auch alle Informationen, die sie zum „Neubau" von Zellen benötigt und für die verschiedenen Zellfunktionen in den unterschiedlichen Organen. Man stelle sich vor, dass pro Minute in jeder Zelle unseres Körpers über 30 000 verschiedene biochemische Prozesse ablaufen!

Jede Zelle hat primär die Fähigkeit, sich zu teilen und damit zu vermehren (klonale Expansion), in unterschiedlicher Ausprägung eigenständig zu sein (Autonomie), sich bestimmten Aufgaben zuzuwenden (Differenzierung) und von einer Region des Organismus in eine andere Region zu wandern (Migration). Diese unterschiedlichen Fähigkeiten sind beim Gesunden zahlreichen Kontrollmechanismen unterworfen, die ich nachfolgend kurz skizzieren möchte.

Jede Zelle hat primär die Fähigkeit, sich zu teilen und damit zu vermehren

Die Vermehrung von Zellen, also ihre Expansion, ist sehr nützlich, wenn es um Dinge wie beispielsweise die Wundheilung geht. Könnten sich unsere Hautzellen nicht vermehren, so würden Wunden niemals heilen. Ähnliches gilt für unsere Muskelzellen und unsere Knochenzellen. Welch schrecklicher Gedanke, wenn keine Knochenbrüche mehr heilen würden, weil die Zellen diese Eigenschaft verlören! Damit die Zellen ihre Teilung beenden, wenn die Heilung abgeschlossen ist, dafür gibt es bestimmte „Suppressorgene“, die dann aktiv werden.

Die Eigenständigkeit der Zellen kann man im Falle der Schwangerschaft sehr gut beobachten. Während der Schwangerschaft reifen unter dem Einfluss der Schwangerschaftshormone die Zellen der Brustdrüse, um für die Ernährung des neuen Erdenbürgers gut gerüstet zu sein.

Gleichzeitig verändern sich die Zellen der Gebärmutterschleimhaut, um dem Embryo optimale Wachstumsbedingungen zu gewährleisten.

Viele andere Körperzellen sind von diesen Veränderungen jedoch nicht betroffen. Zum Glück, denn wie unangenehm wäre es für eine Frau, wenn in der Schwangerschaft der gesamte Körper anfinge, sich auszudehnen. Wenn sich die Geburt nähert, ändert sich wieder unter hormonellem Einfluss auch das Verhalten dieser Zellen. Nach dem Abstillen geht dann die vorher enorm gewachsene Brust wieder auf Normalmaß zurück.

Dass unterschiedliche Zellen sich unterschiedlichen Aufgaben zuwenden, ist für die Entwicklung zum Menschen unerlässlich. Über viele unterschiedliche Reifungsstufen entstehen aus dem Stadium des Einzellers bei der Zeugung schließlich unsere Sinneszellen, Muskeln, Organe, Haut, Knochen, Gehirn und Rückenmark und viele andere. Ohne diese Aufgabenteilung blieben wir auf der Stufe einer Amöbe stehen.

Haben sich Zellen einmal „entschieden“, dies oder jenes in ihrem Leben werden zu wollen, werden genetisch alle anderen Programme inaktiviert. Das bedeutet, dass eine Leberzelle immer eine Leberzelle bleibt, und nicht etwa nach einigen Lebensjahren beschließen kann, sie wolle jetzt eine Gehirnzelle werden.

Ausnahmen bilden die Bindegewebszellen und die Stammzellen des Blutes, die sich die Fähigkeit erhalten, in unterschiedlicher Art auszureifen. Daher halte ich es auch für enorm wichtig, dass im Bereich der Stammzellen verstärkt geforscht wird. Dadurch könnte es möglich werden, dass man für bislang chronische Erkrankungen wie Alzheimer, MS oder Herzschwäche Lösungskonzepte entdeckt, die diese Krankheiten ursächlich heilen helfen könnten.

Die Fähigkeit zur Zellwanderung schließlich ist wieder notwendig für die Heilung von Wunden, aber auch zur Abwehr von Eindringlingen.

Jeder kennt den Schorf, der auf Schürfwunden entsteht. Dieser ist nichts anderes als gewanderte Bindegewebszellen, kombiniert mit Fresszellen und Bakterientrümmern.

Jeder banale Infekt würde den Körper ernstlich krank machen, wenn die Abwehrzellen des Blutes nicht die Eigenschaft besäßen, an den Ort zu wandern, wo der Eindringling in das System gekommen ist.

Auch bei der Verdauung sind die Lymph- und Abwehrzellen im Darm sehr aktiv und erkennen Gifte oder Schadstoffe sehr schnell. Wer schon einmal eine Fischvergiftung erlitten hat, weiß, wovon ich spreche. Unsere Abwehrzellen zetteln dort innerhalb weniger Stunden einen heftigen Abwehrkampf an, der dazu führt, dass die Giftstoffe entweder nach oben ausgeschieden werden (heftiges Erbrechen) oder nach unten (genauso heftige Bauchkrämpfe und Durchfall). Solche Zustände sind nicht angenehm, aber sie sind lebensrettend. Auch Fieber und Schwitzen gehört zu den Leistungen beweglicher Zellen und helfen dem Körper, gesund zu bleiben. Ist der „Feind" in die Flucht geschlagen, kehren die Abwehrzellen dahin zurück, wo sie herkamen. Bei Wunden kann man dies sehr schön daran beobachten, dass die Narben blasser werden – das Übermaß an Durchblutung, wie es für die Reparatur benötigt wird, geht zurück.

Was macht die Krebszellen „bösartig"?

Das Bösartige an Krebszellen ist zunächst, dass sie sich nicht an die generellen Spielregeln für Zellen halten. Sie unterwerfen sich nicht den Kontrollmechanismen, sondern stellen ihre eigenen Gesetze auf.

Auch dies sei kurz dargestellt:

Vermehrung: Tumorzellen verfügen über die Eigenschaft, ihre Chromosomen zu verändern, d. h. bestimmte Teile von Erbinformation an andere Stellen zu „verschieben", Teile zu „verlieren" oder untereinander auszutauschen. Diese Eigenschaft vererben sie an ihre „Kinder" und „Enkel" und diese führen dieses Spiel fort. Durch diesen Mechanismus unterläuft die Tumorzelle die wachstumshemmenden Kontrollinstanzen, von denen sie schließlich gar nicht mehr erkannt werden kann, weil sie sich in ihrem Erbmaterial und in ihrem Aussehen von einer „normalen" Zelle sehr weit entfernt hat. Sie hat sich sozusagen verkleidet und damit unkenntlich gemacht.

Autonomie: Mit zunehmender Verkleidung geht eine „Wesensänderung" der Zelle einher. Gesunde Zellen hören z. B. auf zu wachsen, wenn sie spüren, dass es zu viele ihrer Art in der direkten Umgebung gibt. Krebszellen kennen ein solches Expansionsverbot nicht mehr.

Nicht nur, dass sie sich von wachstumshemmenden Hormoneinflüssen abkoppeln, sie erlangen sogar die Fähigkeit, sich ihre eigenen Wachstumsfaktoren zu produzieren – und dies völlig abgekoppelt von den Bedürfnissen des Organismus.

Durch eine Veränderung ihrer Oberfläche signalisieren sie dem Körper außerdem: „Ich bin eine, die bevorzugt wachsen muss“ – ähnlich wie der Kuckuck im Nest seine Eltern durch seinen permanenten Hunger drangsaliert. Tumorzellen warten aber nicht nur geduldig wie der Kuckuck, dass man sie füttert, sie schaffen sich auch selbst neue Blutgefäße, damit sie vom Blut und den Nährstoffen den „Löwenanteil“ abbekommen – zu ihrer eigenen Sicherheit.

Aufgaben: Tumorzellen sind in ihrem Wesenskern faul und egoistisch. Sie sind nicht bereit, im Organismus bestimmte Aufgaben zu übernehmen, die dem Gesamtlebewesen dienen. Stattdessen produzieren sie gar nichts – außer immer weiteren Generationen von veränderten Zellen – oder aber sie produzieren „Pseudoartikel“, wie übermäßige Mengen an Hormonen (die der Körper augenblicklich gar nicht benötigt) oder sie produzieren Eiweiße am falschen Fleck ... kurz, sie benehmen sich wie die sprichwörtliche Axt im Walde oder wie ein Saboteur. Je ungehemmter sie ihren „Unfug“ betreiben, umso bösartiger sind sie.

Zellwanderung-Metastasierung: Tumorzellen verlieren ihre Eingebundenheit in ein organisiertes Gewebe. Ungleich der übrigen, gesunden Gewebezellen entwickeln sie die Fähigkeit, ihren Ursprungsort zu verlassen, in Blutgefäße einzudringen, und diese auch wieder zu verlassen, wenn sie einen Ort gefunden haben, der ihnen „besser gefällt“. Dort befallen sie zuvor gesunde Zellen, lösen deren Gewebe auf und ernähren sich davon.

Reichen schließlich die Nährstoffe an jenem Platz für die rasch wachsende Zahl der Tumortochterzellen nicht mehr aus, so reisen sie mit dem Blutstrom an einen anderen Ort und verfahren dort genauso.

Dies führt über kurz oder lang zum Untergang des gesamten Organismus, denn es ist nur eine Frage der Zeit, bis den gefräßigen Massen kein gesundes Gewebe mehr zur Verfügung steht.

Krebsauslösende Faktoren – schulmedizinisch anerkannt

(zitiert nach: Harrison's Innere Medizin, 13. Aufl., 1995)

Genetische Faktoren	Chromosomeninstabilitäten, Chromosomenbrüche, erbliche Immunschwäche, „Krebsfamilien“.
Strahlung	Röntgenstrahlung, Gammastrahlung, Strahlenunfälle (Tschernobyl u. a.). Vor allem Knochenmark, Brust und Schilddrüse betroffen. Bei der Sonnenstrahlung (UVB) vor allem die Haut betroffen – Melanom, Basaliom, Spinaliom.

Rauchen von Tabak	Verursacht Lungenkrebs, aber auch Krebs von Mundhöhle, Speiseröhre, Nieren, Blase und Bauchspeicheldrüse. Alkohol wirkt als potenzierender Faktor!
Berufsbedingte Gifte	Arsen kann beispielsweise Krebse an Lunge, Haut und Leber verursachen, Asbest kann Krebse an Lunge und Mesothel verursachen, Benzol kann Leukämie auslösen, Senfgas kann Lungenkrebs verursachen, Kohle-Nebenprodukte können Lungen- und Hautkrebs auslösen, Vinylchlorid kann ein Angiosarkom der Leber verursachen.
Medikamente	Östrogen-Diethylstilböstrol begünstigen Vaginal- und Zervixkarzinome, konjugierte Östrogene begünstigen Gebärmutterschleimhautkrebs, Prednison begünstigt Lymphome und diverse solide Tumoren.
Essgewohnheiten	Hier wird besonders der Fettverzehr in Verbindung mit Brustkrebs und Darmkrebs gebracht.
Viren	Das humane T-lymphotrope Virus kann zu T-Zell-Leukämie führen, das Hepatitis-B-Virus zu einem Leberzellkarzinom, das Herpes-simplex-Virus zu Karzinomen des Gebärmutterhalses, das Epstein-Barr-Virus zum afrikanischen Burkitt-Lymphom.

Krebsbehandlung – schulmedizinisch

Die Schulmedizin setzt bei der Behandlung von Krebserkrankten vor allem auf Operation, Bestrahlung und Chemotherapie.

Die **Operation** dient der Entfernung der gesamten Tumormasse – oder wenigstens großer Teile davon – um die sekundären Effekte der Tumoren (Raumforderung, Verdrängung gesunden Gewebes, Befall von Blutgefäßen mit der Gefahr innerer Blutungen) zu verhindern.

Als Nebenwirkungen hat man zum einen das Narkoserisiko, ein erhöhtes Blutungsrisiko – Tumoren sind sehr gut durchblutet, weil sie ja ihre eigenen Blutgefäße ausbilden – und das Risiko von Wundheilungsstörungen und Narben. Durch die Operation können Tumorzellen auch an andere Stellen verschleppt werden, vor allem dann, wenn es zu starken Blutungen kommt.

Die **Bestrahlung** hat den Zelltod der Tumorzellen zum Ziel. Hierbei soll vor allem die DNS – also die Erbinformation des Tumors – abgetötet werden. Durch den Tumorzerfall kann der Tumor in einen operierbaren Zustand gebracht werden und es können kleine Metastasen aufgelöst werden. Die Bestrahlung ist aber auch sinnvoll, um Komplikationen der Tumorerkrankung wie Knochenbrüche oder Blutungen zu verhüten. Die Bestrahlung ist als „heilende" Therapie besonders erfolgreich bei den Lymphomen sowie dem Prostatakarzinom und den Gebärmutterhalstumoren.

Als Nebenwirkungen muss man mit Schäden an Haut, Schleimhaut und den Blut bildenden Zellen rechnen – jenen gesunden Körperzellen also, die sich besonders schnell teilen. Die Eigenschaft der schnellen Teilung macht sie strahlenempfindlicher – ähnlich wie die Tumorzellen, die sich ebenfalls rapide teilen. Langfristig wirkt die Bestrahlung begünstigend auf Veränderungen in der Erbsubstanz der gesunden Zellen. Dies kann den Embryo schädigen – weshalb es sich verbietet, dass schwangere Frauen bestrahlt werden – und es kann selbst wiederum Krebserkrankungen auslösen.

Die **Chemotherapie** soll die Vermehrung der Krebszellen durch Eingriff in deren Teilungsphasen eindämmen. Die giftigen Substanzen, die hierfür verwendet werden, werden dem Gesamtkörper verabreicht. Dadurch, dass sich Tumorzellen erheblich schneller teilen als gesunde Zellen, werden mehr Tumorzellen als gesunde Zellen auf diese Art getötet.

Die Chemotherapie zeigt sehr gute Erfolge bei Krebsarten des Blutes wie Leukämie und Lymphomen, aber auch bei Tumoren, die embryonal schon entstanden sind – deren Zellen also wenig differenziert sind. Erinnern wir uns: Erst im Laufe der Entstehung eines Menschen in der Schwangerschaft „beschließen" einzelne Zellen, was sie werden wollen. Die Zellen des Blutes und des Bindegewebes gehören zu denen, die auch beim Erwachsenen noch die embryonale Fähigkeit besitzen, sich in unterschiedliche Zellen fortzuentwickeln.

Die Nebenwirkungen der Chemotherapie sind:

- Unterdrückung der Blutreifung im Knochenmark mit der Folge von Blutarmut (Anämie), Armut an Abwehrzellen (Leukopenie) und Blutgerinnungszellen (Thrombopenie). Das bedeutet aber auch, dass der Organismus müder, schlapper und anfälliger für Entzündungen wird, zudem eine höhere Blutungsgefahr besteht.
- Übelkeit und Erbrechen, zum einen durch Stimulation des Brechzentrums im Gehirn, aber auch durch die Beeinträchtigung der Schleimhaut im Magen-Darmbereich.
- Entzündung der Mundschleimhaut, daneben der Darmschleimhaut, führt zu Durchfällen, Appetitlosigkeit und Verdauungsstörungen. Diese Geschwüre im Mund sind außerdem sehr schmerzhaft und entzünden sich leicht. Die Patienten essen und trinken wegen der Schmerzen nicht mehr genug, und es kommt zu Mangelschäden im Organismus.
- Haarausfall (Alopezie) ist eine weitere, die Patienten sehr belastende Nebenwirkung. Diese ergibt sich aus der Giftwirkung auf die Haarwurzeln.

Die **Hormontherapie** wird vor allem beim Brustkrebs und beim Prostatakrebs eingesetzt. Aber auch bei den Leukämien und Lymphomen ist bekannt, dass diese Tumoren unter dem Einfluss von Hormonen wachsen. Daher wird bei der Operation bestimmt, ob das Tumorgewebe „positive Hormonrezeptoren" hat – denn nur dann macht eine Hormontherapie auch Sinn.

Die Nebenwirkungen ergeben sich aus der Wirkung der Hormone selbst, die ja therapeutisch in relativ hohen Dosierungen eingesetzt werden. Stellvertretend seien genannt:

- Osteoporose, „Mondgesicht" und Stoffwechselstörungen bei Cortisonbehandlung,
- Impotenz und Leberschäden bei Antiandrogenen (Gegenhormonen gegen männliche Geschlechtshormone, wird eingesetzt bei Prostatakrebs),
- Gewichtszunahme, Stimmbruch und Leberschäden bei Androgenen (Gegenhormon gegen weibliche Hormone, wird eingesetzt bei Brustkrebs von Frauen),
- Herzinfarkte und Embolien, Impotenz und Brustwachstum bei Östrogenen (weibliche Hormone, werden eingesetzt bei Männern mit Prostatakrebs),
- Menstruationsstörungen, Wassereinlagerungen ins Gewebe, Thrombosen und Embolien sowie Leberschäden bei Gestagenen (weibliche Hormone der zweiten Zyklushälfte, werden eingesetzt bei Brustkrebs und Gebärmutterkrebs),
- Hitzewallungen, Übelkeit und Erbrechen, Aufhören der Regelblutung bei Antiöstrogenen = Tamoxifen (Gegenhormon zum weiblichen Hormon, eingesetzt bei Brustkrebs).

Die Therapie mit Antikörpern, mit Zytokinen (Botenstoffe der Immunregulation) und anderen Wachstumsfaktoren befindet sich noch in einem „Experimentalstadium". Das heißt, es wird geforscht, aber endgültige Ergebnisse stehen noch aus.

Die wichtigsten Krebsarten kurz beleuchtet

Brustkrebs

Brustkrebs gilt heutzutage als die häufigste Krebsart bei Frauen mit einem statistischen Risiko von 12%, im Laufe des Lebens daran zu erkranken, und einem Risiko von 3,5%, daran auch zu sterben. Das bedeutet, dass jede achte Frau wahrscheinlich Brustkrebs bekommen wird, und dass jede 28. Frau daran stirbt.

Das sind keine sehr ermutigenden Zahlen, obwohl – rein statistisch – „nur" ein Drittel der Erkrankten an der Krankheit auch stirbt. Es wird jedoch nichts darüber ausgesagt, was mit den anderen los ist, wie sie mit der Krankheit fertig werden oder ob sie im Verlauf an einer der Nebenwirkungen der Behandlung sterben, ein höheres Selbstmordrisiko haben usw.

Als ursächliche Faktoren werden genetische Faktoren diskutiert, außerdem ein Einfluss von Hormonbehandlungen in der Vergangenheit. (Dabei denke ich vor allem an die jüngere Generation, die ja seit 1965 die „Pille" als hormonelles Verhütungsmittel zur Verfügung hat).

Weitere Umweltfaktoren wie Strahlung, Ernährung oder Alkohol scheinen einen Einfluss zu haben, dieser ist aber nicht eindeutig. Eindeutig scheint hingegen zu sein, dass Frauen, die vor dem dreißigsten Lebensjahr Kinder geboren und gestillt haben, ein weniger hohes Brustkrebsrisiko haben als Frauen, die entweder später oder gar nicht schwanger werden oder nicht stillen.

Unverarbeitete seelische Schocks haben einen erheblichen Einfluss auf die Krebsentstehung

Weitere Risikofaktoren werden schulmedizinisch nicht in Erwägung gezogen! Dabei ist sozialmedizinisch inzwischen klar belegt, dass zwischen belastenden Ereignissen der Lebensgeschichte und dem Auftreten von Krebserkrankungen ein enger zeitlicher Zusammenhang besteht. Innerhalb von zwei Jahren nach einem „Schock" – Tod des Partners, Tod eines Kindes oder eines Verwandten, Scheidung, Umzug, Verlust des Arbeitsplatzes, Pensionierung etc. – steigt die Zahl der Krebserkrankungen deutlich an.

Ich möchte noch eine weitere Untersuchung zu diesem Thema vorstellen, die sehr interessante Ergebnisse zeigt:

Grossarth-Maticek hat über mehr als zwanzig Jahre eine große Gruppe an zunächst Gesunden beobachtet, und deren Risikofaktoren erfasst. Im Verlauf wurde dann abgeschätzt, welche Risikofaktoren besonders „kritisch" waren und ob ein Training zur besseren Stressbewältigung einen Unterschied in der statistischen Erkrankungshäufigkeit erzielen konnte. Dabei stellte sich heraus, dass die genetische Belastung kombiniert mit Stress den größten Risikofaktor für einen Brustkrebs ergibt.

Beim Stressbewältigungstraining wurden Frauen ausgewählt, die alle ausgeprägte Risikofaktoren aufwiesen (genetische Belastung, ungesunde Ernährung, Mastopathie, Stress). Die „trainierten" Frauen hatten nach 12 Jahren zu 19 % einen Brustkrebs bekommen, die „untrainierten" Frauen zu 41 %! Die „trainierten" Frauen lebten zu 56 % noch, während in der Kontrollgruppe nur noch 16 % lebten.

Ein weiterer Faktor, der völlig außer Acht gelassen wird, ist der energetische Zusammenhang zwischen der Brustdrüse und den Zähnen. Die vierten und fünften Zähne beidseits im Unterkiefer haben eine Beziehung zu der Brustdrüse, aber auch zu den Lymphgefäßen sowie den Akupunkturbahnen von Milz und Magen. Diese Zusammenhänge kommen nicht von ungefähr, denn die großen Lymphbahnen, die das gesamte Blut aus dem Bauchraum „filtern", laufen durch die Brustdrüse. Die Akupunkturmeridiane von Milz und Magen laufen ebenfalls über den Bereich der Brustdrüse.

Wenn man sich jetzt weiter klar macht, dass viele Giftstoffe und Schwermetalle, die wir ja auch mit der Ernährung aufnehmen, sich am liebsten im Fettgewebe ablagern, erscheint die enge räumliche Nachbarschaft zwischen den Lymphströmen und der Brust die ideale Voraussetzung für eine „Mülldeponie" in der weiblichen Brust. Diese hat einen großen Bindegewebs- und Fettanteil und ist darüber hinaus mit einer Vielzahl von Lymphgefäßen durchzogen.

Unter diesem Aspekt erscheint das Thema Ernährung in einem anderen Licht. Die ersten Zähne, die in der Fresswelle der Nachkriegszeit durch Karies „kaputtgingen", waren eben jene vorderen Backenzähne. Durch die Füllung mit Amalgam wurde die Energie zwischen diesen Zähnen und der Brustdrüse durch einen weiteren Störfaktor geschwächt. Durch das „Vielessen" wurde darüberhinaus schlechter gekaut, schlechter verdaut, und der Darm mit Fäulnis- und Gärungsbakterien überschwemmt. Diese ungünstige Art der Ernährung kann man gerade in den industrialisierten Ländern mit ihrer Fast-Food-Kultur zunehmend beobachten. (Nicht zufällig haben diese Länder auch die höchste Rate an Brustkrebserkrankungen, während beispielsweise in Asien und Afrika eine deutlich geringere Anzahl an Frauen an Brustkrebs erkrankt.)

Die kranken Därme mit den giftigen Stoffwechselprodukten der Falschbakterien belasten ihr eigenes Lymphsystem immer mehr. Durch den Lymphstrom werden diese Abfallstoffe vermehrt auch zur Brustdrüse geleitet. Dort wurde manches abgelagert, was die Funktion des Gewebes natürlich zusätzlich störte.

Fastenzeiten sind demnach eine geeignete Vorbeugemaßnahme gegen Veränderungen in der Brustdrüse

Wer als Frau je eine Fastenkur von mindestens drei Wochen Dauer durchgeführt hat, kann sicher bestätigen, dass durch das Fasten viele der Knötchen aufgelöst wurden, die sonst in der Brust tastbar waren. Dies hat nichts mit den hormonellen Schwankungen und Wassereinlagerungen zu tun, sondern ist Ausdruck der „Entschlackungsmechanismen", die beim Fasten ermöglicht werden. Manche so genannte „Mastopathia fibro-cystica" war nach Fastenphasen verschwunden. (Das Wort heißt übersetzt „Schmerzhafte Brust mit Zysten und Bindegewebsschwellungen" – ein typisches Krankheitsbild, das die Überforderung der Brustdrüse zum Ausdruck bringt, mit dem ganzen „Stoffwechselmüll" fertigzuwerden.)

Dass auch die Geopathie ein bedeutsamer Faktor der Krebsentstehung ist, soll das Experiment verdeutlichen, dass Dr. Hartmann, einer der Pioniere der Erdstrahlenforschung, an Ratten durchgeführt hat. Zunächst impfte er alle Ratten mit einer Krebslösung, die bekannt dafür war, dass sie an allen geimpften Tieren mit großer Sicherheit das Auftreten von Krebs auslösen würde. Danach teilte Dr. Hartmann die Ratten in zwei Gruppen ein. Die eine Gruppe wurde an einen Platz verbracht, der eine erhebliche geopathogene Strahlung auswies – ein so genannter „Krebspunkt". Die andere Gruppe hatte ihren Käfig an einer geopathisch neutralen Stelle.

Die Ergebnisse waren beeindruckend: Obwohl alle Tiere den Krebs bekamen (Yoshida-Tumor), war das Tumorwachstum am geopathogenen Standort mit durchschnittlich 120 g Gewicht doppelt so hoch wie am neutralen Standort – dort ca. 60 g Tumorgewicht nach 24 Tagen.

Und noch einen eindrucksvollen Versuch machte Dr. Hartmann: Er hielt Mäuse (je drei Weibchen und ein Männchen) an einem Krebspunkt und einem neutralen Punkt. Die Mäuse am neutralen Punkt brachten im Laufe von 5 Monaten 124 Junge zur Welt, während die Mäuse am Krebspunkt nur 56 Junge gebaren. Er konnte beobachten, dass die Mäuse am Krebspunkt darüber hinaus schlafgestört waren, unruhiger und aggressiver. Das ging so weit, dass sie, anstelle normale Brutpflegeinstinkte auszubilden, ihre Jungen sogar fraßen!

Die geopathogenen Zonen sind demnach wichtige Faktoren bei der Krebsentstehung und beim Krebswachstum.

Fazit: Beim Brustkrebs sollte auf einen ungestörten Schlafplatz geachtet werden, ferner sollte großes Augenmerk auf eine gesunde Ernährung, auf Darmreinigung und Fastenzeiten gelegt werden. Die Erkennung und rechtzeitige Behandlung von seelischen Stressfaktoren stellt einen weiteren Baustein der Vorbeugung und der Behandlung dar.

Darmkrebs

Darmkrebs ist die zweithäufigste Krebsart, zumindest in den Industrieländern. Als Risikofaktor wird auch hier die Zivilisationsernährung genannt, mit einem hohen Anteil an Fetten und einem niedrigen Anteil von Faserstoffen in der Nahrung.

Erbliche Faktoren spielen eine Rolle, und die „Oberklasse“ in Städten hat einen ungewöhnlich grossen Anteil an den Erkrankten.

Auch chronische Darmentzündungen wie die Colitis ulcerosa erhöhen die Wahrscheinlichkeit, nach Jahren zusätzlich an einem Darmkrebs zu erkranken, erheblich. Daneben wird die chronische Verstopfung und der langjährige Abführmittelmissbrauch als weiterer Risikofaktor genannt.

Die Behandlung besteht üblicherweise aus der Operation, eventuell auch einer Bestrahlung des Beckenraums, wenn der Tumor schon sehr groß war. Die Chemotherapie hat sich als nicht sinnvoll erwiesen, da die Tumorzellen des Darmkrebses nicht auf Chemotherapie reagieren.

Der Darm hat eine energetische Beziehung zu den Zähnen 6 und 7 im Unterkiefer, also den hinteren Backenzähnen, sowie den Zähnen 4 und 5 im Oberkiefer. Die gleichen energetischen Beziehungen gelten übrigens auch für die Lunge!

Es scheint also so zu sein – was Naturheilkundler schon seit langem behaupten -, dass nämlich die Schleimhäute (innen) und die Haut (außen) eine funktionelle Einheit darstellen. Das bedeutet aber auch, dass jeder Einfluss, der einem der beiden Systeme schadet, auch Auswirkungen am anderen System haben kann.

Die Ärzte der Antike haben bereits den Satz geprägt: „Der Tod sitzt im Darm" – womit zum Ausdruck kam, dass sie sich der vielen Giftstoffe, die den Darm belasten, sehr bewusst waren. Man weiß ja, dass die Bakterien, die ein Mensch mit sich herumträgt, zu den gefährlichsten überhaupt gehören – nicht umsonst gelten Menschenbisse als potenziell tödlich.

Da der Körper immer versucht, Giftstoffe auf seinen natürlichen Ausscheidungswegen wieder loszuwerden, sind Zusammenhänge mit anderen Organsystemen und ihren Erkrankungen wiederum klarer. Die natürlichen Ausscheidungswege, die der Körper besitzt, sind:

- Haut
- Darm
- Niere
- und bei Frauen die Menstruation.
- Im Falle der Blockade aller Ausscheidungswege kommt noch die Lunge als alternativer Ausscheidungsweg infrage. Das sind dann die Erkältungen, die Grippewellen mit Rotz, Husten und Auswurf, die uns selbst sehr unangenehm sind, die der Körper aber als Ventil zur Entgiftung benutzt. Von daher sind Hautkrankheiten häufig mit Darmstörungen verknüpft, und heilen auch nur schwer ohne gleichzeitige Behandlung des Darmes aus.

Ob ein Stressfaktor nun mehr die Lunge oder mehr den Darm schädigt, hängt von der Art des Stresses und der Charakterstruktur des Betroffenen ab. Den alten Chinesen galt der Darm als Sitz der Angst, während die Lunge als Sitz der Depression und der Trauer angesehen wurde.

(Die „Psychosomatische Energetik", eine homöopathische Therapie für Körper, Seele und Geist, die mein Mann entwickelt hat, kennt den seelischen Konflikt „somatisierte Ängste" – Angst, die in den Körper fällt – mit Sitz im Bauch, und den Konflikt „ großer Kummer" im Bereich der Lunge.)

In der Studie von Grossarth-Maticek fand sich wieder ein großer Einfluss der Kombination von Vererbung und Stress in Bezug auf das Risiko, diese Erkrankung zu entwickeln, ebenso ein großer Einfluss bei der Kombination von Ernährungsrisiken und Stress. Die Gruppe, die ein „Stresstraining" erhielt, erkrankte zu 19 %, die Nichttrainierten zu 33 %. Aus der Trainingsgruppe lebten nach 12 Jahren noch 48 %, in der nichttrainierten Gruppe 10 %. Auch hier stellt sich wieder die Frage: Was ist Stress? Wenn wir davon ausgehen, dass eine schlechte Schlafqualität – also dann, wenn der Schlaf nicht gut und erholsam ist – laut Grossarth-Maticek einen eigenen, bedeutsamen Stressfaktor darstellt, haben wir den inneren Zusammenhang mit der geopathischen Belastung schnell hergestellt.

Zur Vorbeugung von Darmkrebs gilt das Gleiche wie für Brustkrebs.

Lungenkrebs

Der Lungenkrebs, der in mehreren Varianten (Plattenepithel-Ca, Adeno-Ca, kleinzelliges Ca, grosszelliges Ca) auftritt, ist sowohl hinsichtlich seines Auftretens als auch hinsichtlich der Todesfälle die häufigste und tödlichste Krebsart, vor allem bei Männern. Innerhalb des ersten Jahres nach Diagnosestellung sterben schon fast die Hälfte aller Erkrankten, innerhalb von zwei Jahren nahezu alle Erkrankten. Als wesentlicher Risikofaktor wird das Rauchen angesehen, aber auch Passivrauchen, chronische Bronchitis, familiäre Belastungen und Röntgenbestrahlungen wird ein Einfluss zugeschrieben.

Die Studie von Grossarth-Maticek zeigt wiederum sehr deutlich, dass nur die Kombination von Stress mit anderen Risikofaktoren einen deutlichen Anstieg der Erkrankungswahrscheinlichkeit mit sich bringt. (Das würde ketzerisch gesagt bedeuten, dass ein ungestresster Raucher, der keine Bronchitis hat und auch keine Verwandten mit Lungenkrebs genauso gesund bleibt wie ein Nichtraucher.) Die Gruppe der „Stresstrainierten" in diesem Fall überlebte zu 53 %, 19 % waren an Lungenkrebs gestorben, während in der „Nichttrainiertengruppe" niemand mehr lebte und 67 % am Lungenkrebs gestorben waren.

Zur Behandlung eignet sich die Operation, in manchen Fällen auch die Bestrahlung. Chemotherapie ist nur beim kleinzelligen Ca in Kombination mit Bestrahlung sinnvoll.

Die Denkfehler der Schulmedizin

Für mein Gefühl besteht der Fehler darin, dass die Schulmedizin den Krebs für ein örtlich begrenztes Problem hält und deshalb auch versucht, ihn „am Ort" zu bekämpfen. Es mag noch sinnvoll sein, wenn eine große Tumormasse per Operation aus dem Körper entfernt wird, aber danach muss umgedacht werden. Dann wird es Zeit, die wirklich wichtigen und entscheidenden Fragen zu stellen:

- Wie konnte es passieren, dass die Abwehrmaßnahmen des Körpers ihre Wirksamkeit verloren?
- Wie sind die Krebszellen den „Killerzellen" entkommen?
- Wodurch wurde die Unterhaltung zwischen den Zellen so gestört, dass es zum Entstehen solch riesiger ungeordneter Zellhaufen wie einer Krebsgeschwulst kommen konnte?
- Wer ist verantwortlich für dieses Chaos im System?
- Wie lässt sich die Ordnung und die Struktur wiederherstellen?

Aus all diesen Fragen, die sich die Schulmedizin leider noch viel zu wenig stellt, wird eindeutig klar, dass die Krebserkrankung von allem Anfang an ein Problem des gesamten Körpers ist.

Daher muss auch die Behandlung einer Krebserkrankung als Behandlung des gesamten Systems erfolgen.

Ziel der Behandlung muss es folgerichtig auch sein, das Immunsystem zu kräftigen – damit nämlich die körpereigenen Abwehrmechanismen wieder automatisch und selbsttätig funktionieren können; andererseits muss sich die Behandlung um „Störenfriede" des geregelten Ablaufes kümmern, also um all jene Faktoren, die einer wohl geordneten Zellkommunikation entgegenstehen.

Zu den Störenfrieden gehören auch bestimmte seelische Faktoren, die Krankwerden und Kranksein als einzige Verhaltensstrategien zur Verfügung haben.

Damit ist nicht gesagt, dass solche Patienten „schuld sind" an ihrem Krebs, sondern dass ihr System keine anderen Regulationsmöglichkeiten als die Krankheit zur Hand hat.

Über Krankheit kann ja auch einiges Positive erreicht werden: Die Patienten werden geschont, sie müssen häufig nicht mehr arbeiten, sie erfahren Zuwendung, bekommen Besuch, Trost, Geschenke usw. Sie reduzieren aber auch ihren Gesichtskreis auf die Krankheit, und werden so mit allerlei Therapien und Maßnahmen „beschäftigt". Also kann Krankheit auch ein Entfliehen aus einem Lebensüberdruss und einer „tödlichen" Langeweile sein.

Das hört sich vielleicht etwas absurd an, aber die Seele eines Menschen verfügt über „merkwürdige" Mechanismen. Die oben geschilderten gehören dabei noch zu den leichter nachvollziehbaren Strukturen. Deswegen gehört es auch zu den therapeutischen Aufgaben, sich zu wundern, auch Verhaltensweisen zu akzeptieren, die den eigenen fremd sind, nicht zu verurteilen, und sich darüber im Klaren zu sein, dass der krebskranke Mensch sich anders verhalten würde, wenn er es denn könnte.

Aufgabe des Therapeuten

Die Aufgabe des Therapeuten besteht darin, dem Patienten neue Wege und Möglichkeiten aufzuzeigen. Die Seele des Patienten sollte Anreize erhalten, andere Lösungsmöglichkeiten außer Krankheit in Erwägung zu ziehen. Diese Alternativen müssen in geeigneter Weise der Seele des Patienten „schmackhaft" gemacht werden. Und dazu gehört Liebe und Akzeptanz, nicht Gewalt und Vorurteile. Auch mit „pseudopsychosomatischen" Schuldzuschreibungen ist nichts gewonnen.

Meine Praxiserfahrungen in den vergangenen zwanzig Jahren haben mir gezeigt, dass die Seele zwar einen erheblichen Einfluss auf das Krankheitsgeschehen hat, aber eben nicht in der Art, dass man dem Kranken Schuldgefühle einimpft. Die verborgenen Energieräuber in der Seele sollten behutsam gesucht und möglichst homöopathisch aufgelöst werden, wozu die Methode der Psychosomatischen Energetik mir als ein überaus geeignetes Werkzeug erscheint.

Krebsbegünstigende Faktoren aus ganzheitlicher Sicht

Als Faktoren kommen im Einzelnen in Betracht:

- Alle Störfelder und Herde, wie wurzeltote Zähne, chronische Kiefervereiterungen und Eiterherde an den Kieferhöhlen, chronische Entzündungen an Prostata, Mandeln, Appendix (Wurmfortsatz, volkstümlich auch Blinddarm genannt), schädliche, giftbildende Bakterien in der Darmflora etc.
- Schwermetallbelastungen des Körpers, z. B. in Form von Amalgam, Blei, Cadmium etc.
- Giftstoffe, die durch Rauchen, ungesunde Ernährung und andere Faktoren entstehen.
- Elektrosmogbelastung durch Handymasten, DECT-Telefone, Elektrizität etc.
- Alle Faktoren, die das vegetative Nervensystem dauerhaft in seiner Funktion stören, wie z. B. geopathische Schädigungen.
- Seelischer Dauerstress, sei es in Form unverarbeiteter Schocks und Trauer, sei es in Form von unerkannten, jedoch charakterbildenden „Konfliktkapseln".

Es erscheint mir außerordentlich wichtig zu erwähnen, dass es nicht die eine Ursache für Krebs gibt. Das Entstehen einer Krebserkrankung ist das Ergebnis zahlreicher Faktoren, die auf unglückselige Art zusammenwirken müssen.

Jeder kennt den Fall des Trinkers oder Rauchers aus der Nachbarschaft oder Bekanntschaft, der mit diesem „ungesunden" Lebensstil, ohne krebskrank zu werden, fast 90 Jahre alt geworden ist – ebenso wie den Fall des jungen, sportlichen Mannes, der nie geraucht und nie getrunken hat, und trotzdem Krebs bekommen hat und in jungen Jahren daran gestorben ist. Heißt das jetzt, dass das Rauchen doch nicht schädlich ist – oder dass die Diagnose Krebs einfach „Schicksal" ist?

Beide Sichtweisen sind nach meiner Auffassung nicht geeignet, dem Krebsproblem gerecht zu werden. Es scheint so zu sein, dass die Summe mehrerer Belastungsfaktoren, zusammen mit chronischen, ungelösten seelischen Problemen, einer Krebskrankheit zum „Ausbrechen" verhilft.

Jeder Faktor alleine, gäbe es ihn denn in Reinkultur, ist dabei per se nicht krankheitsbestimmend – in der Summierung jedoch wird die Krankheit immer wahrscheinlicher und das Risiko demzufolge immer höher, eines unschönen Tages doch zu erkranken. Daher setzt die ganzheitliche Behandlung bei den einzelnen Faktoren an und versucht, möglichst viele potenziell schädliche Umstände weitestgehend zu beseitigen. Gleichzeitig wird das Augenmerk auf die gesundheitserhaltenden und gesundheitsfördernden Eigenschaften des einzelnen Menschen gerichtet: Je mehr ein Mensch in der Lage ist, über Freude, Spaß und Lust am Leben seine körpereigenen Glückshormone zu aktivieren, desto besser gelingt ihm das „Gesundbleiben".

Ganzheitliche Krebsbehandlung

Um es auf eine kurze, prägnante Formel zu bringen: Ganzheitliche Krebsbehandlung bedeutet, den Körper vor allen vermeidbaren Schädigungsfaktoren zu schützen, und gleichzeitig seine Selbstheilungs- und Selbstreparaturkräfte zu stärken.

In diesem Gesamtzusammenhang möchte ich über einige der von uns behandelten Krebspatienten berichten. Wir haben zum Glück häufig die Chance gehabt, über Krebsfrüherkennungsmaßnahmen die Diagnose einer Krebserkrankung selbst zu stellen und danach die weitere Behandlung festzulegen und zu steuern; wir haben aber auch Menschen gesehen, die schon anderweitig vorbehandelt waren, wo wir bei der Behandlung völlig andere Grundvoraussetzungen hatten.

Unser Vorgehen war, wo immer möglich, den Erkrankten möglichst zeitnah zur Operation zu testen, und die Geopathie, die ich bisher bei jedem Krebskranken als einen krankmachenden Faktor gefunden habe, möglichst schnell zu beseitigen.

Die bisher dargestellten Fälle von chronischen Erkrankungen aller möglichen Fachgebiete haben eindrücklich klargemacht, dass eine geopathische Schädigung, die unbehandelt weiterbesteht, die Chancen und Möglichkeiten einer ganzheitlichen biologischen Therapie weitreichend einschränkt. Die Störimpulse der „schädlichen Erdstrahlen" sind deutlich größer und stärker als die zarten Impulse einer ganzheitlichen Behandlung. Die Idee, das Immunsystem und die Abwehrkräfte auf sanfte Art und Weise anzuregen, ist grundsätzlich richtig, die Methoden können aber solange nicht wirklich wirken, solange die Geopathie „dazwischenfunkt" und alle Anstrengungen zunichte macht.

Ich bin in meiner eigenen Praxis sogar so weit gegangen, dass ich eine biologische Behandlung erst dann begonnen habe, wenn der betreffende Patient zuvor den Rutengänger hatte kommen lassen und das Bett umgestellt war. Ich wollte damit verhindern, dass sowohl Arzt als auch Patient sich die größte Mühe geben, und derweil lässt man einen Saboteur (hier die Geopathie) weiter ungestraft wirken.

Für manche Patienten klang dieses Vorgehen brutal und radikal, die Erfolge in der Praxis haben mich jedoch gelehrt, dass diese Striktheit genau das Richtige war. Wenn wir Kompromisse eingehen, und die große Linie (Schädigungen vermeiden, Selbstheilungskräfte stärken) aus dem Auge verlieren, werden unsere Erfolge deutlich geringer, und das wollte ich nicht.

Ich gebe zu, ich bin gerne erfolgreich in dem Sinne, dass die von mir behandelten Patienten gesund werden und bleiben – wobei ich mir dabei völlig im Klaren bin, dass nicht ich sie gesund mache, sondern dass ich höchstens die Werkzeuge liefere, mit deren Hilfe sie sich auf den Weg machen können, um „heil zu werden“. Aber auch als Wegweiser möchte ich gern klare, eindeutige Wege weisen, und als derjenige, der Werkzeuge zur Verfügung stellt, lege ich Wert auf taugliche Werkzeuge und sinnvolle Vorschläge. So viel zu meinem persönlichen Stolz und zu meinem Arbeitsethos.

Möglichkeiten ganzheitlicher Krebsbehandlung in der Praxis

Wir haben in der Praxis – fast – alle Möglichkeiten der ganzheitlichen Behandlung:

- Die Laboruntersuchungen geben uns Hinweise auf die aktuelle Situation und schwerwiegende Stoffwechselprobleme.
- Die Blutuntersuchung im Dunkelfeld erlaubt uns, das lebende Blut sofort zu überwachen, und aktuelle Änderungen zeitnah festzustellen.
- Wir haben Infusionsplätze, um gezielt bestimmte Stoffe in den Körper bringen zu können, um damit Defizite – vor allem bei der Mineralienversorgung bei Schwermetallbelastung – auszugleichen.
- Wir verwenden den kinesiologischen Muskeltest und den Vega-Test, um bestimmte versteckte Schwachpunkte und Krankheitsherde ausfindig zu machen.
- Wir haben die Colonhydrotherapie zur Darmreinigung und sofortigen Entgiftung für alle Fälle von „Rückvergiftung“ über ungünstige Darmbakterien.
- Wir nutzen die Möglichkeiten von Entspannungsübungen und Meditation sowie die Visualisierungen (Vorstellungsbilder), um die Abwehrkräfte des Körpers zu stärken und anzuregen.
- Wir leiten die Patienten an, eine gesunde Lebensführung zu erlernen und aufrechtzuerhalten, die sowohl Ernährung als auch Bewegung und Entspannung umfasst.
- Wir verwenden die Sauerstoffbehandlung des Blutes, um den Stoffwechsel zu verbessern, und das Zellmilieu zu verbessern – Krebszellen bedienen sich eines Stoffwechsels ohne Sauerstoff (anaerob) und Sauerstoffzufuhr schädigt sie.
- Wir untersuchen und behandeln nicht nur die geopathischen Belastungen, sondern auch die segmentalen Störungen, die aufgrund anderer Ursachen

und aufgrund versteckter seelischer Probleme im Körper Symptome verursachen, und das vegetative Nervensystem aus dem Gleichgewicht bringen.

- Einen großen Raum nehmen die Gespräche mit den Patienten ein, bei denen die zugrunde liegenden Konflikte über die Psychosomatische Energetik aufgedeckt und bearbeitet werden können. Ich denke, dass die Patienten erst dann an ihrer Gesundung aktiv mitarbeiten können, wenn sie auch wissen, welche Denk- und Fühlstrukturen es denn sind, die den Weg in die Krankheit nach sich gezogen haben. Das behutsame Ansprechen der seelischen Konflikte, und die ebenso behutsame Behandlung mit stützenden Gesprächen und der homöopathischen Behandlung mit den Emvitaâ- und Chavitaâ-Tropfen ermöglicht es den Patienten, aus sich heraus neue Verhaltensweisen zu entwickeln und umzusetzen. Der Therapeut ist hierbei in der Rolle des Begleiters, des Freundes und des Wegweisers.

Zuweilen mag es den Therapeuten befremdlich scheinen, wenn sie so gar nichts „tun“, aber es ist zuweilen viel wichtiger, Dinge geschehen zu lassen, als selbst initiativ zu werden. Ich denke, dass viele Therapeuten Angst haben, ihrer „Rolle“ als Macher von Gesundheit nicht gerecht zu werden, wenn sie passiv bleiben und sich selbst zurücknehmen; aber nur so kann die Seele des Patienten sich erheben und Raum greifen. Wenn ich als Therapeut den Patienten immer nur behandle und verschiedenste Dinge mit ihm „mache“, verpflichte ich ihn zu einer Haltung von Abhängigkeit und Unselbstständigkeit. Damit bin ich als Therapeut zwar in meiner „Guru-Funktion“ aufgewertet, aber ob ich damit meinem Patienten nutze, steht noch sehr infrage.

Bei allem Tun sollte man als Therapeut gelegentlich auch das „Lassen“ üben, und man sollte sich zwei Eigenschaften erhalten:

1. Demütig zu sein, und auch angesichts des Todes nicht zu verzweifeln, sondern ihn als das Ende der ärztlichen Kunst anerkennen, nicht aber als das Ende von allem. Er ist ein Übergang, und für viele Menschen nicht einmal die schlechteste Variante, verglichen mit einem Leiden und Sterben auf Raten, wie es die moderne Technokratenmedizin leider viel zu häufig „ermöglicht“.
2. Offen zu sein für das Staunen und das Wundern, auch für wirkliche Wunder, und sich selbst als Werkzeug zu begreifen, nicht aber als „Halbgott“ in weiß. Einzusehen, dass nicht wir für unsere Patienten verantwortlich sind, sondern ihnen lediglich auf dem Weg zur Selbstverantwortung begleitend zur Seite stehen, hat mein ärztliches Tun entscheidend geprägt – und mich entlastet.

Fallbeispiele von Krebserkrankten

Fall 44

Frau H., geb. 1936, war ebenfalls seit Jahren meine Patientin. Sie hatte vor Jahren ihre Gallenblase entfernt bekommen, litt an einem empfindlichen Magen mit saurem Aufstoßen, hatte leichte Krampfadern, gelegentlich Migräne, war aber im Wesentlichen sonst gesund.

1993 wurde vom Urologen, wegen einer Blutung aus der Blase, völlig überraschend für alle, ein Blasenkrebs diagnostiziert. Dies war umso überraschender, als Frau H. nie im Leben geraucht hatte, und auch nur sehr selten Alkohol trank. (Diese Verhaltensweisen gelten als Risikofaktoren für Blasenkrebs.) Sie bat mich um Rat, und ich empfahl ihr nach Testung, einen Rutengänger kommen zu lassen. Seine Skizze zeigt die Belastung des Blasenbereichs durch einen doppelten Spalt und Wasser sowie Currynetzkreuzung und Strom, was im Nachhinein auch die Migräne und den Reizmagen erklärbar machte.

Der weitere Verlauf war auch in ihrem Falle außerordentlich positiv. Seit sieben Jahren gibt es bei den Nachsorgeuntersuchungen nie auch nur den geringsten Hinweis für ein Wiederaufflackern der Krebserkrankung, obwohl Frau H. durch die Pflege ihrer kranken alten Mutter erheblich eingespannt ist, und für weitere Maßnahmen einer begleitenden Tumortherapie schlicht keine Zeit hat.

Sie wurde über die Krebserkrankung aber mit ihrer Endlichkeit konfrontiert und nimmt jeden neuen Tag, als wäre es der letzte – sie lebt sehr bewusst in der Gegenwart und freut sich an vielen Kleinigkeiten.

Fall 45

Frau St., geb. 1941, war über viele Jahre meine Patientin; sie litt an einem Halswirbelsäulen-Syndrom. Das bedeutet, dass sie an Spannungskopfschmerzen, Verspannungen der Nackenmuskulatur und Schmerzen in diesem Bereich litt. Viele Frauen, vor allem, wenn sie, wie Frau St., am Computer arbeiten, leiden an ähnlichen Beschwerden. Ich dachte mir also nichts Böses dabei, dass die Beschwerden immer einmal wiederkamen und schob es auf die Belastung am Arbeitsplatz und die einseitige Haltung beim Schreiben.

Hellhörig wurde ich erst, als ich bei ihr, anlässlich der üblichen Krebsvorsorgeuntersuchung im Frühjahr 1994, einen Knoten in der rechten Brust tastete, der sich als Brustkrebs herausstellte.

Sie gehörte nicht zu den Risikopatientinnen, sie rauchte nicht, sie hatte eine Tochter geboren und auch gestillt, sie hatte keine familiäre Krebsbelastung – nichts sprach für ein hohes Risiko – und doch war sie an Krebs erkrankt. Da musste etwas anderes dahinterstecken. In der Familie waren keine „Dramen“

erkennbar, die Anlass für chronische seelische Kümmernisse hätten sein können, im Gegenteil. Frau St. hatte einen sehr lieben Ehemann, eine reizende Tochter und einen kleinen Enkel, der ihr viel Freude machte. Durch unser gutes Vertrauensverhältnis konnte ich sie sofort bewegen, den Rutengänger kommen zu lassen, weil ich auch bei ihr eine geopathische Belastung getestet hatte.

Seine Skizze zeigte klar die Belastung der rechten Brust durch einen geologischen Bruch, Wasser und eine Currynetzkreuzung.

Nach der Umstellung nahm der weitere Krankheitsverlauf eine sehr günstige Wendung. Alle Nachsorgeuntersuchungen waren bislang unauffällig, die Nakkenbeschwerden sind ohne jede weitere Therapie fast vollständig abgeklungen – obwohl Frau St. wieder am Computer sitzt und arbeitet.

Nachfrage im Sommer 2003:
Auch sechs Jahre nach Diagnosestellung geht es Frau St. ausgezeichnet, sie hat keinerlei subjektive Beschwerden. Die Nachsorgeuntersuchungen sind alle in Ordnung, zu ihrer großen Freude haben sich auch objektiv keine Hinweise für ein Rezidiv oder Metastasen ergeben. Sie erzählte lachend, dass sie auch auf Reisen möglichst in Hotelzimmern nächtige, die einen Netzfreischalter hätten. Die Krebserkrankung hat auch bei ihr zu mehr Bewusstheit und Freude am „hier und jetzt“ geführt, und wie sie sagte, regt sie sich nunmehr nicht mehr über unerhebliche Kleinigkeiten auf.

Fall 46

Frau Sch., geb. 1929, gehörte dagegen zu den Risikopatientinnen für Brustkrebs. Sie hatte nie Kinder geboren, war nicht verheiratet, litt aber seit Jahrzehnten an Reizdarmbeschwerden und Gallensteinen. Eine „schlechte“ Darmflora und eine ungenügende Gallenfunktion galten schon früher den Ärzten als Zeichen der Mehrbelastung des Körpers mit Schadstoffen.

Frau Sch. kam 1980 in die Wechseljahre, 1990 wurde ihr die Gallenblase entfernt. Im Jahre 1994 stellte ich die Diagnose eines Brustkrebs rechts, anlässlich der jährlichen Vorsorgeuntersuchung.

Nach der Operation ließ sie im Herbst 1994 den Rutengänger kommen und stellte ihr Bett um. Seine Skizze zeigt die Belastung der rechten Brust durch einen geologischen Bruch und Wasser sowie eine Globalnetzkreuzung, eine Currynetzkreuzung und eine erhebliche Strombelastung des ganzen Körpers.

Durch die Umstellung blühte Frau Sch. förmlich auf. Sie begann, mit einer Freundin immer wieder verschobene Reisen zu unternehmen, gab ihre Mutter, die sie ständig hingebungsvoll pflegte, von Zeit zu Zeit in die „Kurzzeitpflege“, damit sie selbst auch Zeit für sich hatte, und so verbesserte sich ihr Allgemeinzustand mit den Jahren. Frau Sch. ist bis zum heutigen Tage (Stand Sommer 2003) erscheinungsfrei geblieben, die Krebserkrankung ist bei ihr geheilt.

Kommentar:
Es war ihr anzumerken, dass die Krebserkrankung ein Umdenken bei ihr verursacht hatte, sodass sie endlich auch einmal an sich zu denken begann, anstelle ihr Leben immer nur der alten Mutter zu widmen – die, am Rande bemerkt, eine ziemlich rüstige Dame war, die das ständige Umsorgtwerden jedoch sehr genoss und einforderte.

Fall 47

Frau P., geb. 1939, litt seit 1985 an einer völlig unklaren Allergie, die zuletzt als „nervlich bedingt" eingestuft wurde, weil keiner der Hautärzte eine klare Ursache finden konnte. 1965 war ihr bereits die Gebärmutter entfernt worden. Viele Jahre litt sie an Panikattacken und unklaren Angstzuständen, die nur schlecht behandelbar waren. Sie schlief sehr schlecht durch, und hatte häufig Kreuzschmerzen.

Im Jahre 1989 wurde sie an einem Brustkrebs links operiert, damals allerdings ohne Umstellung des Bettplatzes. Es erfolgte keinerlei Nachbehandlung, abgesehen davon, dass sie sich selbst aus Amerika große Mengen hochdosierter Vitamine schicken ließ, an deren Wirkung sie fest glaubte. Anfang des Jahres 1997 erkrankte sie an einer Gürtelrose – für mich immer ein Zeichen für eine sehr schlechte Verfassung des Immunsystems. Die Gürtelrose ist eine Zweiterkrankung, nach den meist in der Kindheit durchgemachten Windpocken, und sie tritt meist im höheren Lebensalter zutage, nämlich dann, wenn die gleichen Viren, die davor jahrzehntelang in den Nervenzellen „geschlummert haben", durch die Schwäche des Abwehrsystems wieder aktiv werden können und der Gürtelrose zum Ausbruch verhelfen.

Damals kam sie erstmalig zu mir. Die Vorgeschichte mit der Krebserkrankung, die fehlende biologische, ganzheitlich denkende Nachbehandlung, die akute Schwäche ihrer Abwehrkräfte, all das ließ nichts Gutes ahnen. Ich testete sie und fand die Geopathie. Es kostete mich sehr viel Mühe, Frau P. zu überzeugen, dass sie den Rutengänger kommen lassen sollte, denn, so argumentierte sie, schließlich sei es all die Jahre doch gut gegangen, ihr Frauenarzt sei zufrieden, ihre Vitamine würden helfen, sie verstehe die ganze Aufregung nicht. Dahinter schimmerte aber auch die Angst, die häufigen Infekte seien ein schlechtes Zeichen, und Hilfe wollte sie doch.

Die Skizze des Rutengängers zeigt deutlich die Belastung des Brustbereiches durch geologischen Bruch, Wasser und Currykreuzung, sowie die Belastung des Unterleibs durch die Randzone des Bruchs und die Currykreuzung.

Die Umstellung des Bettes erfolgte im Juli 1997 – zumindest erzählte Frau P. es mir so –, aber das dicke Ende kam nach. Ein Jahr später stellte der Radiologe bei ihr Lungenmetastasen fest, die dann auch operiert werden sollten.

Kommentar:
Mein Fazit zu diesem tragischen Fall ist, dass eine fortbestehende Geopathie natürlich das Zusammenspiel der Zellen weiter schädigt und stört, in ihrem Falle fast zehn Jahre nach der ersten Krebsdiagnose. Durch die Entfernung der Brust wurde das darunter liegende Organ, die Lunge, betroffen.

Nachfrage im Sommer 2003:
Frau P. erzählte mir ganz fröhlich, dass die Operation der Lungenmetastasen erfolgreich gewesen sei. Sie habe hinterher noch sechs Zyklen Chemotherapie bekommen, aber jetzt gehe es ihr richtig gut. Sie schlafe nach wie vor auf dem guten Platz, habe dadurch eine fantastische Schlafqualität, auch ihr Kreuzweh sei vollkommen verschwunden. Selbst ihre „unklare" Allergie sei nicht mehr vorhanden. Sie genieße ihr Leben jeden Tag und könne sich freuen, sie sei nicht auf die Angst vor der Krankheit fixiert. Sie habe durch die Therapien ein ganz neues, inniges Verhältnis zu ihrem Mann bekommen, der sie durch diese harte Zeit liebevoll begleitet hat. Dann sagte sie noch, dass ihr Ziel immer gewesen sei, wieder in ihrem geliebten Chor singen zu können, und das gehe jetzt wieder – sie habe sich den ganzen Frust vom Leibe gesungen, und der Chor sei ihr bester Therapeut gewesen.

Fall 48

Ein weiterer tragischer Fall ist die Geschichte von Frau J., geb. 1939, die im Frühjahr 1993 an einem damals bereits fortgeschrittenen Brustkrebs links operiert wurde. 1989 schon waren ihr Gebärmutter und Eierstöcke entfernt worden, Kinder hatte sie keine geboren. Sie war als Lehrerin in einer privaten Krankenversicherung – und so wurde sie leider der gesamten „Segnungen der modernen Medizin" teilhaftig, sprich, sie bekam Bestrahlungen, mehrere Chemotherapien, das jeweils Neueste und Schädlichste wurde immer an ihr ausprobiert. Ich wunderte mich wirklich, wie sie all dies überstanden hatte, aber offenbar hatte sie einen eisernen Willen. Zu mir kam sie auf Anregung einer Nachbarin, die begeistert war von dem, was wir in der Praxis machten.

Frau J. war nicht gerade begeistert über unsere Methoden, denn sie war innerlich auf ihren „Professor" eingeschworen, und was wir taten, kontrastierte doch erheblich zu dem, was er vertrat. Ich hatte also einen recht schweren Stand bei ihr. Dennoch gelang es mir, ihr im Jahre 1996 den Rutengänger schmackhaft zu machen. (Mehr als drei Jahre nach Diagnosestellung, mitten in

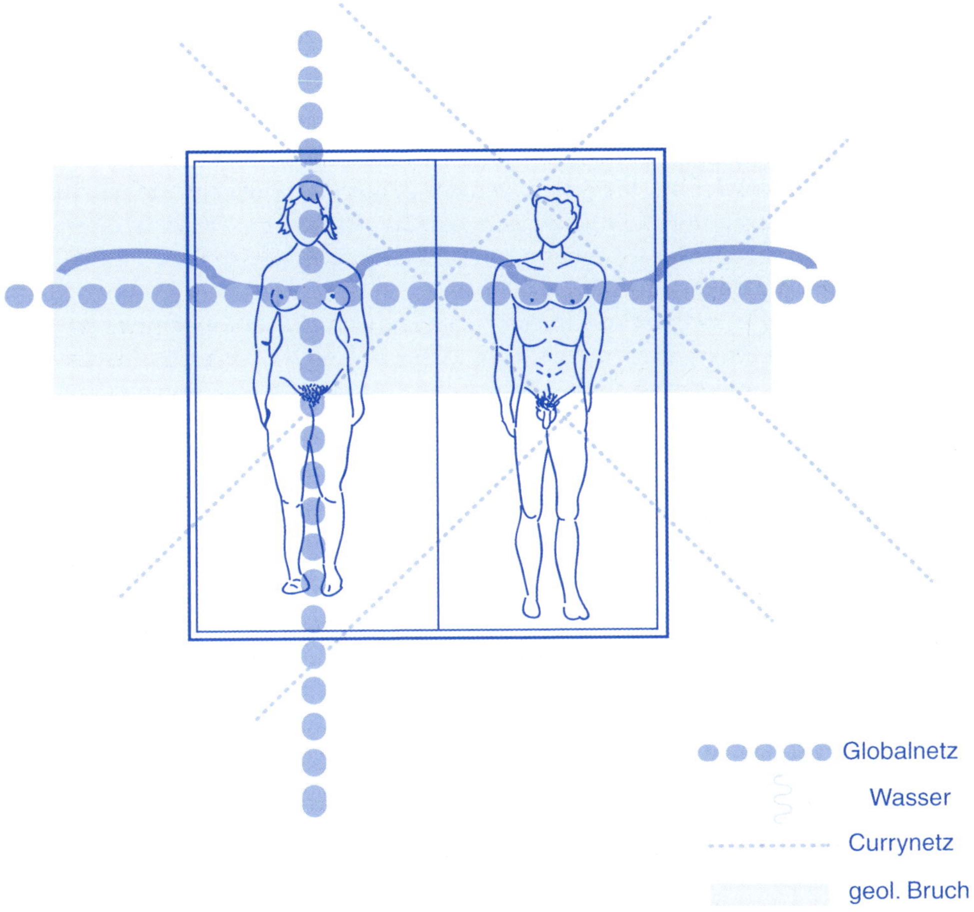

Bettplatzskizze einer Frau mit Brustkrebs. Der Brustbereich ist mit einer Globalnetzkreuzung, Wasser und einem geologischen Bruch mehrfach belastet (Fall 49)

einer laufenden Chemotherapie wegen der Lungenmetastasen, wahrlich kein günstiger Zeitpunkt für eine Umstellung.)

Seine Skizze bestätigte dann auch meine Vermutung der erheblichen Belastung von Brust und Lunge durch einen Spalt, zusätzlich lag eine Wasserader vor und eine Currykreuzung. Die Umstellung erfolgte sofort, und Frau J. lebte weiter. Sie überstand drei weitere Chemotherapien mit Stammzellseparation – das heißt, die einzelnen Bestandteile ihres Blutes wurden ihr entnommen, bevor man alles kaputt machte, um diese hinterher wieder in sie einzupflanzen, in der Hoffnung, sie mögen sich wieder vermehren – und in dieser Zeit erfuhr ich, wieder über die besagte Nachbarin, das Ausmaß der wahren Katastrophe im Fall von Frau J.

Der Ehemann hatte schon seit vielen Jahren eine Freundin, einen Umstand, den Frau J. tapfer vor sich und anderen zu verbergen suchte, er unterstützte sie auch überhaupt nicht in ihrem Kampf um Gesundung, im Gegenteil. So, wie die Dinge lagen, wäre ihm ein frühzeitiges Ableben seiner ungeliebten Ehefrau sicher nur recht gewesen. Dadurch konnte ich ihre Würde und ihre Kraft in einem ganz anderen Licht sehen, und sie nötigte mir viel Respekt ab. Es bedarf wirklich einer ausgeprägten inneren Stärke, um so ganz allein den Kampf gegen eine Krebserkrankung aufzunehmen, aber sie tat es.

Wie viel besser wäre doch ihre Prognose gewesen, hätte sie über eine liebevolle, unterstützende Familie verfügt. Stattdessen nagte auch noch ein chronischer seelischer Schmerz an ihr.

Nachfrage im Sommer 2000:
Nach langen, qualvollen Wochen im Krankenhaus verstarb Frau J. im Juni 2000.

Woran kann man geopathisch belastete Menschen erkennen?

Ein häufiges Kennzeichen von geopathisch belasteten Menschen ist, dass sie vorgealtert aussehen. Häufig haben sie eine etwas ungesunde, graue Gesichtsfarbe, tief eingegrabene Falten vor der Zeit, einen abgekämpften, mürrischen Gesichtsausdruck, tiefe Augenringe, als hätten sie mehrere Nächte nicht geschlafen, dazu eher „schlechte Laune", die jedoch nichts mit ihrem Charakter zu tun hat.

Ich erwähnte schon in mehreren Beispielen, dass selbst Krankheiten wie eine Depression oder Angstzustände unter dem Einfluss geopathogener Zonen entstehen können. Um wie viel leichter ist es da vorstellbar, dass durch eine ständig gestörte Schlafqualität die „gute Laune" den Bach hinunter geht. Schlafentzug und Mangel an Traumphasen im Schlafverlauf gilt als eine beliebte und überaus effektive Foltermethode. Bei dieser Art der Folter werden die Menschen immer dann gewaltsam geweckt, wenn sie eben anfangen, in eine Traumphase oder eine Tiefschlafphase zu kommen. Dergestalt werden Menschen sehr schnell seelisch zerrüttet, bekommen Halluzinationen im Wachzustand oder werden „verrückt".

Einen nicht derartig brutalen Einfluss, aber dennoch ausreichend schädlich, haben geopathische Zonen, auf denen sich ein Schlafplatz befindet. Die Qualität des Tiefschlafes und der Traumphasen wird ebenfalls beeinträchtigt. Da der Mensch sich jedoch nur im Tiefschlaf und in seinen Traumphasen richtig erholt und regeneriert, haben solche Zonen sichtbare Effekte. Die Menschen, die auf solchen Zonen schlafen, sind oft müde, sind leicht erschöpft, wirken wenig belastbar, schlapp und matt.

Erst nach der Umstellung des Bettplatzes hat der wahre Charakter eine Chance, sich zu entfalten. Davor wird der ganze Mensch von der „Störstrahlung" unter einer merkwürdig dumpfen Käseglocke gehalten, die eine freie Entfaltung absolut unmöglich macht.

Einer meiner Patienten drückte es einmal sehr treffend aus: „Erst jetzt weiß ich, dass ich all die Jahre davor nur mit halber Kraft marschiert bin, wie ein Auto mit nur zwei von vier Zylindern." Es ist wirklich so, dass man die Unterschiede oft erst in der Rückschau realisiert.

Was macht den guten Schlafplatz aus?

Ich werde immer wieder von Patienten und Kollegen gefragt, wie denn nun ein idealer Schlafplatz auszusehen habe. Die Antwort darauf ist eigentlich recht einfach: Jeder Mensch hat seine Lieblingsplätze, wo er sich gerne aufhält, wo er sich wohl und „kuschelig" fühlt. Manchmal ist das eine Ecke des Sofas, manchmal der Platz am Schreibtisch, und in manchen glückhaften Fällen ist es das eigene Bett. Kurzum, der gute Platz zeichnet sich dadurch aus, dass wir dort gerne sind, dass wir uns dort wohlfühlen, und, im Falle des Bettes, von dort erholt und frisch wieder erwachen.

Wenn sie also ganz generell in ihrem Bett gut schlafen, morgens fit und erfrischt erwachen, sich energiegeladen und wohl fühlen – Herzlichen Glückwunsch! Ist es nicht so, dann empfiehlt Käthe Bachler, sich zunächst einmal selbst in Ruhe auf die Suche nach dem „guten Platz" zu begeben. Man kann ganz systematisch damit beginnen, sich in entspannter Stimmung an alle Plätze der eigenen Wohnung zu setzen, und dort in Ruhe zu verweilen. Dabei sollte jeder Einzelne auf die Empfindungen achten, die er bekommt, wenn er an einem bestimmten Platz sitzt oder liegt. Fängt es irgendwo zu kribbeln an, fühlen sich Muskeln plötzlich verspannt an, bekommt man Beklemmungen, fühlt man sich unruhig, möchte lieber weggehen von dem Platz? Dann sollte man den Platz auch wechseln.

Breitet sich dagegen ein wohliges Grundgefühl im Körper aus, fühlt man sich stimmig, immer entspannter, sodass man dort „ewig" verweilen möchte? Dann ist der Platz mit großer Wahrscheinlichkeit richtig, und sollte zunächst einmal probehalber zum Schlafplatz umgestaltet werden.

Umstellungs- und Umgewöhnungsphase

Die Umstellungs- und Umgewöhnungsphase an einen neuen Schlafplatz dauert je nach Alter des Menschen zwischen einer Nacht – bei kleinen Kindern – bis zu mehreren Wochen – bei älteren Menschen. Die Umstellung kann verkürzt und erleichtert werden, wenn man zusätzlich in dieser Zeit „Geovitaâ"-Tropfen einnimmt, üblicherweise zwei mal täglich zwölf Tropfen.

Die größten Widerstände dagegen, das eigene Schlafzimmer umzuräumen, kommen üblicherweise von der eigenen Bequemlichkeit und von einem gewissen Sinn für Ästhetik.

Eine Freundin von mir hatte sich in die Mitte ihres Schlafzimmers ein wunderschönes Himmelbett gestellt, mit Rüschen und blauen Bändern, das wirklich himmlisch aussah, nur – himmlisch schlafen konnte sie darin nicht. Ich habe das Schlafzimmer kurz durchuntersucht und erklärte ihr, sie müsse das Bett einfach an die eine Wand stellen, die jetzt vom Schrank eingenommen werde. „Wie sieht denn das aus, das ist doch dann nicht mehr schön!" rief sie entsetzt. Nun, da konnte ich ihr dann auch nicht mehr helfen.

Im Laufe der darauffolgenden Jahre konnte sie sich doch zu der Erkenntnis durchringen, dass an den „Strahlen" etwas dran sei – und verschob ihr Bett.

Unser Rutengänger pflegte in solchen Fällen seine „Patienten" zu fragen: „Wollen sie schön schlafen oder gesund?" Das überzeugt meist, aber leider nicht immer. Manche Menschen leiden lieber, als sich beizeiten helfen zu lassen, auch wenn das Ergebnis dann nicht mehr in „Schöner Wohnen" veröffentlicht werden könnte.

Ein schönes Gegenbeispiel ist eine meiner bereits verstorbenen Krebspatientinnen, die, leider viel zu spät, ihren Bettplatz umstellte – ihn mitten in ihr Wohnzimmer verlegte. Auf meine Bemerkung hin, das sei doch ein sehr ungewöhnlicher Schritt, sagte sie, es sei ihr Leben und ihr Wohnzimmer, und wem es so nicht gefalle, der brauche sie ja nicht mehr zu besuchen, das stehe jedem frei,

Was sollte man im Schlafzimmer noch beachten?

Ist der gute Platz gefunden, ob alleine oder mit Rutengänger, gibt es noch einiges andere zu beachten. Zunächst gilt als Grundregel, dass es bei weitem einfacher ist, einen guten Platz von ein auf zwei Meter zu finden, als einen mit den Maßen zwei auf zwei Meter. Das wird zwar den Fans des Doppelbetts nicht gefallen, ist aber ein Erfahrungswert von vielen Jahren. Also lieber getrennte Schlafzimmer, wo jeder tief und selig schläft!

Fürs Kuscheln und die Amore empfehlen sich häufige wechselseitige Besuche, da haben beide mehr davon, als wenn einer, um dem anderen einen Gefallen zu tun, Nacht für Nacht auf einem nur mäßigen Schlafplatz schläft. Am anderen Morgen bezahlt er dann seine Gutmütigkeit damit, dass er unausgeschlafen und misslaunig ist, sich wie gerädert fühlt und unter Umständen auch noch vegetative Störungen oder sonstige Symptome bekommt.

Im Schlafzimmer haben Computer, Fernseher und/oder Radiowecker nichts zu suchen

Ein weiterer Grundsatz lautet, dass ein Schlafzimmer ein Schlafzimmer ist, und nicht auch noch ein Arbeitszimmer, ein Fernsehzimmer oder der Raum für Modenschauen.

Alle elektrischen und elektronischen Geräte haben Transformatoren und Spulen in ihrem Innenleben, und die Ströme, die dort aufgebaut werden und fließen, stören und beeinträchtigen die Ströme, die der Körper selbst in Gehirn, Herz und Muskelzellen bildet. Dies hat weitreichende Folgen für den Körper, dessen Eigenstromfeld von außen gestört wird und dessen Impulsverarbeitung Fehlinformationen von außen bekommt. Dies führt zu „Kurzschlüssen" und Fehlern im System. Solche Fehler können sich als Muskelverspannungen bemerkbar machen (im einfachsten Fall), sie können aber auch als Fehler in der Bekämpfung von Infekten oder entarteten Zellen auftreten, wo Krebszellen oder Bakterien dann nicht mehr von den Killerzellen erkannt werden (das ist dann schon sehr viel schlimmer).

Es gibt darüber hinaus noch weitere Empfehlungen für die Ausgestaltung des Schlafzimmers. Dabei gilt als Grundregel, dass je kränker der Mensch ist, desto strikter sollte er sich an diese Empfehlungen halten.

- Keine Metalle im Schlafzimmer!
  Warum? Sie können sich elektrisch aufladen und abstrahlen wie Spulen oder Magnete. Daher Verzicht auf Metallbetten, Metallroste im Bett, Gardinenringe aus Metall etc.
- Keine Spiegel im Schlafzimmer!
  Warum? Sie können Strahlung, die ja immer dreidimensional auftritt, reflektieren und verstärken. Spiegel können in den Flur gehängt werden, oder in die Innenseite des Schranks.
- Keine Teppiche, keine elektrostatisch aufladbaren Gegenstände im Schlafzimmer!
  Warum? Elektrostatisch aufgeladene Gegenstände (Kuscheltiere, Plüschkram, Teddies, Bettvorleger etc.) wirken wie riesige Kondensatoren; die Ladung, die sie aufbauen, kann man sogar hören (es knistert).

Dass ein Schlafzimmer darüberhinaus möglichst ruhig gelegen sein sollte, gut durchlüftet und angenehm riechend, ist eigentlich eine Selbstverständlichkeit. Es sollte abgedunkelt werden können, es sollte ein zumindest kippbares Fenster haben, damit der Schläfer keinen Sauerstoffmangel erleidet (auch das stört die Schlafqualität).

Manche Leser mögen jetzt etwas verwundert den Kopf schütteln, denn warum erzähle ich solche Selbstverständlichkeiten? Aus genau diesem Grund, weil es leider keine Selbstverständlichkeiten sind. Bei vielen meiner Hausbesuche bei Schwerkranken habe ich erlebt, dass im Schlafzimmer das Fernsehgerät lief, dass daneben auf dem Nachttisch der Radiowecker stand, dass das Zimmer voll gepackt war mit allerlei Nippes, dass ich mich beim Untersuchen des Kranken im wandhohen Spiegel anschauen musste, dass der Straßenlärm von draußen in das Zimmer wogte, dass es dort muffig und abgestanden roch, dass sich das Fenster nicht öffnen ließ, weil die Kommode davor stand – das sind leider keine Erfindungen meiner überreichen Fantasie, sondern erlebte Realität.

Ich möchte keinem kranken Menschen jetzt Angst machen vor seinem Schlafzimmer, ich möchte nur zum „kritischen Blick“ auffordern, und dazu, Alternativen zu überdenken. Ich weiß, es gibt Menschen mit einer Konstitution „wie ein Ross“, die über Jahrzehnte eine Kombination verschiedenster Störfaktoren aushalten können, ohne auch nur mit der Wimper zu zucken, aber nicht jeder ist mit solch einer Vitalität gesegnet. Für alle anderen gilt: Meiden Sie vermeidbare Schädigungen, so gut es geht. Es gibt noch genügend Faktoren, denen wir nicht ausweichen können!

Ich versuche Patienten immer dahingehend zu beraten, dass ich so viel Freiräume wie möglich lasse. Ich nehme Einschränkungen, wenn möglich, nur da vor, wo es nicht allzu „weh" tut. Ich möchte mit dem, was ich mache und vorschlage, möglichst nicht zusätzliche Angst erzeugen. Die Dinge sollen möglichst einfach und machbar bleiben. Daher konzentriere ich mich auch nicht auf das „Problem", sondern auf die Lösungsmöglichkeiten.

Einiges zum Thema Elektrosmog

In den letzten Jahren gibt es eine zunehmende Diskussion bezüglich der Gefahren des so genannten „Elektrosmog". Darunter versteht man die gesundheitlichen Auswirkungen von Strahlung, die von elektrischen Leitungen, Geräten und Sendern ausgeht und die eine eigenständige „Umweltverschmutzung" steigenden Ausmaßes ist.

Da jeder Mensch, wie zuvor bereits erwähnt, selbst ein Stromproduzent in Gehirn, Herz und Muskulatur ist, sind die genannten Organe auch besonders sensibel und reagieren empfindlich auf äußeren Strom. So ist es leicht zu erklären, dass die Liste der Beschwerden, die von elektrosensiblen Personen geklagt wird, von Symptomen wie Benommenheit, Konzentrationsstörungen, Muskelverspannungen, Herzbeklemmungen, Schwindel, Müdigkeit und Schwächegefühlen angeführt wird – also genau den Organen, die selbst Ströme produzieren.

Nun sind aber nicht alle Menschen gleich empfindlich auf Strom, und so werden leider in manchen Fällen die „Elektrosensiblen" als Hypochonder oder eingebildete Kranke abgetan, womit man ihnen nach meiner Einschätzung bitter Unrecht tut. Ich habe allerdings auch die Erfahrung gemacht, dass ehedem Elektrosensible den Strom von außen wieder erheblich besser tolerieren konnten, nachdem ihr Bett an einem guten Platz stand und sie außerdem das Gros ihrer seelischen Blockaden aufgelöst hatten.

Man erkennt also klar, dass die Elektrosmogbelastung schon ein eigenständiger Schädigungsfaktor für unsere Gesundheit ist, dass er aber in den meisten Fällen, die ich überblicke, quasi als Sahnehäubchen noch obendrauf kommt, wo bereits andere Faktoren schädigend wirksam sind. Man meint dann zwar, im Elektrosmog den Hauptschuldigen erkannt zu haben, wird in der Therapie aber erst dann durchschlagende Erfolge erzielen können, wenn auch die anderen „Puzzlesteine", wie Herde, Geopathien, vegetative Blockaden und seelische Konflikte ausgeräumt sind.

Was sind nun die Haupt-Elektrosmogquellen? Neben dem Netzstrom aus der Steckdose, den man durch nächtliches Ausschalten der Sicherung oder durch einen Netzfreischalter im Schlafzimmer problemlos umgehen kann, geht eine große Gefahr von schnurlosen Telefonen aus.

Vor allem die Telefone nach DECT-Standard strahlen ständig eine gepulste Mikrowellenstrahlung aus, selbst dann, wenn niemand telefoniert. Auch die Auflade- und Basisstationen dieser Telefone strahlen immer – und können selbst durch Betondecken hindurch ihre schädigende Wirkung tun. Es mag zwar recht bequem sein, im Umhergehen telefonieren zu können, gesund ist es gleichwohl nicht – und ob es dem Telefonpartner gegenüber besonders höflich ist, nebenher in der Suppe zu rühren oder Blumen zu gießen, könnte man sicher auch diskutieren.

Die gleiche Problematik begegnet uns auch bei den Mobiltelefonen, den so genannten Handys. Auch sie sind permanente Strahlungsquellen, sobald sie empfangsbereit sind – und auch wenn man sie ausschaltet, geht immer noch eine Strahlung von ihnen aus, weil sie mit den Handysendern in der Umgebung immer verbunden sind.

Wir haben uns diese zunehmende Umweltbelastung sicher selbst zuzuschreiben, denn gäbe es keinen Markt für Handys, könnte nicht so viel in dieser Richtung geschehen (und dass die Regierungen am Verkauf der UMTS-Lizenzen kräftig verdient haben, macht sie sicher nicht gerade kritischer und wacher dieser Gefahr gegenüber).

Was kann man selber tun?

- Benutzen Sie ein Schnurtelefon, je „altmodischer", desto besser.
- Wenn Sie mit dem Handy telefonieren müssen, tun Sie es so kurz und so selten wie möglich.
- Widersetzen Sie sich dem Wunsch Ihrer Kinder nach einem Handy – je früher und länger Kinder damit umgehen, desto größer die Gefahr für deren Gesundheit.

Es gibt große Studien aus Skandinavien – dem Land, in dem schon am längsten mobil telefoniert wird – die ganz klar belegen, dass es einen engen Zusammenhang zwischen der Dauer der Handybenutzung und dem Auftreten eines bestimmten Gehirntumors, dem Akustikusneurinom, gibt. Die Forscher konnten sogar nachweisen, dass die Tumoren bevorzugt auf der Seite auftraten, auf der telefoniert wurde.

Daneben haben sie in zahlreichen Experimenten nachgewiesen, dass die Handystrahlung ganz besonders verheerend auf das wachsende Gehirn ist. Die Forschungen beweisen einen signifikanten Abfall der Reaktionsgeschwindigkeit, der Lernfähigkeit, der Konzentration und der geistigen Wachheit. Neuere

Forschungen belegen zudem, dass die neuartigen Handyfrequenzen in der Lage sind, Abbrüche an Chromosomen zu verursachen – jenen Vorgang also, von dem man weiß, dass es der erste verhängnisvolle Schritt in Richtung Krebserkrankung ist! Dies müsste alle Lehrer und Eltern aufrütteln, ihre Kinder eindringlich auf diese Gefahren hinzuweisen, Aufklärung zu leisten und präventiv tätig zu werden. Es wird wenig nutzen, wenn man jammert und wehklagt, wenn das „Kind in den Brunnen gefallen ist", d. h. wenn eine ganze Generation junger Leute unter Konzentrationsstörungen, Lernstörungen und Müdigkeit leidet, für die die konventionelle Medizin keine rechte Erklärung findet.

Weisen Sie immer wieder Ihre Kinder eindringlich auf die Gefahren der Handystrahlung hin

Über das Heer möglicher Tumorkranker, das da, bislang unerkannt, auf uns zurollt, will ich lieber nicht reden – aber die Gefahren sind offensichtlich, egal, ob sie von der Regierung geleugnet werden oder nicht. Informieren Sie sich über die Strahlungsgrenzwerte, die von Handysendemasten ausgehen dürfen in Deutschland, verglichen mit den Grenzwerten des Salzburger Modells (nämlich 9.000000 Mikrowatt/qm in Deutschland gegen 1 Mikrowatt/qm in Salzburg). Bei diesem Vergleich wird klar, dass in Deutschland bislang keinerlei Augenmerk auf die biologischen Auswirkungen der hochfrequenten Strahlung gelegt wird, wie sie von Handys ausgeht, während die Österreicher da schon erheblich mehr Wert auf die Gesunderhaltung ihrer Menschen achten. Die Deutschen verschanzen sich immer noch dahinter, dass von dieser Strahlung keine thermische Gefährdung ausgeht – aber wenn eine Strahlung uns gleich das Ohr verbrennt, ist es sicherlich zu spät!

Andere Länder, wie Schweiz, Liechtenstein, aber auch Italien oder China haben längst schon gesetzlich festgelegte Grenzwerte, die deutlich niedriger liegen als die in Deutschland immer noch erlaubten (näheres unter www.salzburg.gv.at/umweltmedizin).

Verwenden Sie an Ihrem Computer wenn möglich strahlungsarme Flachbildschirme, einen festen Computer ohne „wireless LAN", und bitten Sie den Elektriker, möglichst alle Leitungen zu erden.

Für Menschen, die gezwungen sind, den ganzen Tag unter Neonbeleuchtung im Büro zu sitzen, ist es unbedingt wichtig, wenigstens nach Feierabend an die frische Luft zu kommen, um die Zellen mit neuer Energie und Sauerstoff aufzuladen. Hierbei gilt die Devise: Es gibt kein schlechtes Wetter, nur unzweckmäßige Bekleidung!

Ein paar Gedanken zur Ernährung

Wir leben nicht als Einzelwesen in einem abgeschlossenen Mikrokosmos, sondern wir leben in einer bestimmten Umgebung mit bestimmten Gegebenheiten, die uns und unsere Mitmenschen prägen. Jemand, der in einer Heidelandschaft zuhause ist, hat andere Rahmenbedingungen wie jemand, der in einem Industriegebiet lebt.

Der Großstädter hat wahrscheinlich mehr kulturelle Möglichkeiten um sich herum, mehr Theater, Kinos, Restaurants, während der Heidebewohner ein Mehr an Luft, Weite und Stille hat und sich vielleicht manchmal wünscht, er hätte nicht ganz so weite Wege zum nächsten großen Einkaufszentrum. Denken Sie hierbei vor allem auch einmal an die Qualität unserer Luft, unseres Wassers und der täglichen Nahrung. Wir haben nicht die Auswahl, eine andere Luft zu atmen, als die, die uns umgibt – es sei denn, wir verlegen unseren Wohnsitz in den Urwald.

Wir haben auch als Einzelner keine Möglichkeit, die Qualität des Wassers, das aus der Leitung kommt, wesentlich zu verändern, noch können wir alle Nahrungsmittel unseres täglichen Bedarfs selbst anbauen. (Ich hege eine tiefverwurzelte Skepsis gegen die so genannten Bio-Erzeugnisse. Ich habe Bio-Bauernhöfe gesehen, die dicht an einer Autobahn lagen oder direkt neben einer Eisenbahntrasse! Wenn Sie die Gegebenheiten eines bestimmten Erzeugers aus eigener Anschauung kennen, gut, dann kaufen Sie dort, wenn nicht, können Sie gerade so gut im Supermarkt einkaufen gehen.)

Gesundheit hat viel mit unserer Gestimmtheit zu tun

Mir erscheint es darüber hinaus wichtiger, darauf zu achten, wie wir essen, anstelle mit aller Gewalt darauf zu drängen, was wir essen. Ein lustvoll und mit Genuss gegessenes Stück Schokolade dann und wann schadet sicher weniger, als wenn man Tag für Tag die rohe Möhre mampft, die einem nicht schmeckt, sie aber isst, weil sie so gesund sein soll.

Meine Empfehlung lautet also:

- Essen Sie mit Lust und Genuss.
- Essen Sie achtsam.
- Essen Sie dankbar dafür, dass es zu essen gibt.
- Essen Sie langsam und mit Bedacht.
- Essen Sie mit allen Sinnen.

Wenn Sie dann auch noch etwas „Gesundes“ essen, umso besser. Essen Sie aber nicht deshalb gesunde Sachen, weil Ihnen jemand gesagt hat, das müsse man tun, wenn man gesund bleiben wolle, gesund werden wolle oder von einer Krankheit genesen wolle ... Das halte ich für Unfug!

Wir selbst tragen die Verantwortung für das, was wir tun, nicht nur bezüglich der Nahrung. Was für einen anderen gut und richtig ist, muss für mich selbst noch lange nicht stimmen. Ich muss in jedem Falle selbst herausfinden, was sich für mich gut, richtig und stimmig anfühlt – und dann danach handeln.

Wenn ich mir die wechselnden Moden und Launen derjenigen anschaue, die über die Jahre versucht haben, zu diktieren, was richtig ist, beschleichen mich sehr schnell erhebliche Zweifel. Als ich Kind war, war Fleisch teuer, daher rar, galt aber als absolut notwendig für eine gute Ernährung. Jahre später war Fleisch zur billigen Massenware geworden, daher weitverbreitet, aber nicht mehr so sehr angesehen. Der gute Ruf des Fleisches hatte durch die Massentierhaltung und deren Nebenwirkungen in Form diverser Skandale schon deutlich gelitten. Heutzutage gilt Fleisch, zumindest britisches Rindfleisch, fast schon als Garant für Tod und Siechtum, und jeder Fleischesser ist ein potenzieller Kandidat für Rinderwahn und BSE. Mit einem Hühnchen droht die Salmonellose, mit Schweinefleisch die Sutoxine, das Putenfleisch gilt als antibiotikaverseucht, die Fische und Meeresfrüchte lagern Schwermetalle ein – die Horrormeldungen tönen aus allen Ecken.

Vor Jahren begann der Siegeszug der vegetarischen Ernährung, die bald überschattet wurde von Berichten über Kinder, die durch diese Art der Ernährung grässliche Vitaminmangelschäden erlitten hätten. Dann kam die Welle der Ernährung nach Instinkt, nach den Blutgruppen, nach den Sternzeichen, daneben gab es die Vertreter der Trennkost, der Rohkost, der Sonnenkost und aller möglichen anderen Gruppierungen.

Ich habe das allermeiste davon am eigenen Leibe ausprobiert, um erstens zu wissen, wie „es tut", um zweitens meine Patienten kompetent beraten zu können, und um mitreden zu können. Meine jetzige Ernährungsweise ist die der genussvollen Reduktion, das heißt, ich esse oft und gerne Gemüse und Salate – nicht vorrangig, weil es als gesund gilt, sondern weil es mir schmeckt. Ich mag auch Pasta, gut gemachte Kartoffeln und Reis, gelegentlich Fisch oder Meeresfrüchte, Obst sehr gerne, aber nicht alle Sorten – inzwischen leiste ich mir den Luxus, nur noch das zu essen, was ich auch mag. So gehört zu meiner „Diät" auch ab und an etwas Süßes, ein Glas Rotwein dann und wann, nur am Rauchen finde ich keinen Gefallen mehr, auch nicht mehr an „zu viel von allem".

Vielleicht ist es eine Frage des Alters, vielleicht habe ich auch genug von den ganzen „Wunderdiäten". Meine Erfahrung geht jedenfalls dahin, dass ich mein Gewicht problemlos halten kann, wenn ich meine innere Stimme befrage und mich an ihre leisen Vorschläge denn auch halte.

Wie kann ich herausfinden, ob ich eine geopathische Belastung habe?

Der Mensch ist so konstruiert, dass er sich an die geopathische Belastung, wie an alles andere, weitestgehend anpasst und gewöhnt. Der Unterschied tritt erst dann klar zutage, wenn man die Geopathie beseitigt. Häufig passiert das im Urlaub, wenn Menschen an einem anderen Ort in einem anderen Bett liegen, und eine Wahrscheinlichkeit von 90 % haben, dass sie einen ungestörten Schlafplatz erwischen. (Das heißt im Umkehrschluss, dass durchschnittlich jedes 10. Bett geopathisch gestört ist, davon nach unserer Erfahrung wiederum die Hälfte mäßig bis schwer)

Das erklärt den guten Erholungseffekt vieler Urlauber. (Aber natürlich nicht nur das!) Wenn Sie sich nach dem Urlaub schon nach zwei, drei Wochen wieder total erschöpft fühlen, kann das an einer geopathischen Belastung zu Hause oder am Arbeitsplatz liegen.

Weitere Verdachtsmomente

- Unruhiger, gestückelter Schlaf mit vielen kurzen Aufwachphasen
- Albträume
- Morgendliche Zerschlagenheit
- Bei Kindern Flüchten aus dem Bett, Aus-dem-Bett-fallen
- Bettnässen
- Verspannungen
- Rheumatische Beschwerden
- Migräne, morgendliche Kopfschmerzen
- Schmerzen beim Aufwachen, die nach dem Aufstehen allmählich besser werden
- Tagesmüdigkeit
- Beschwerden, dic durch Behandlung nicht besser werden oder
- Beschwerden, die häufig wiederkehren
- Häufige Fehlgeburten bei sonst gesunden Frauen
- Zeugungsunfähigkeit sonst gesunder Männer
- Konzentrations- und Lernstörungen
- Abnorme Ermüdbarkeit, rasche Erschöpfung
- Beschwerdebeginn kurze Zeit nach einem Umzug
- Unklare Ängste und Depressionen
- Krebserkrankung

Wenn Sie mehrere der oben genannten Beschwerden haben, ist es recht wahrscheinlich, dass eine Geopathie dafür verantwortlich ist. Nun müssen Sie nicht gleich einen Rutengänger herbeirufen, sondern Sie können erst einmal selbst testen, ob Ihr Schlafplatz gestört ist oder nicht.

Dazu brauchen Sie eine freiwillige „Hilfsperson“, mit der Sie einen kurzen Test durchführen können. Es funktioniert ganz ähnlich, wie im Kapitel über den „Muskeltest bei geopathischer Belastung“ beschrieben. Sie machen nämlich mit Ihrer Versuchsperson „Armdrücken“, d. h. Sie lassen die Person den rechten Arm zur Seite hin wegstrecken, und Sie versuchen, den Arm nach unten zu drücken. In aller Regel wird der Arm stark bleiben. Dann bitten Sie Ihre Hilfsperson, sich zehn Minuten in Ihr Bett zu legen – denn bei diesem Test wollen Sie ja herausfinden, ob Ihr Bett mit Erdstrahlen belastet ist oder nicht. Nach Ablauf dieser zehn Minuten kehren Sie mit Ihrer Hilfsperson an den Fleck zurück, an dem Sie den ersten Armtest gemacht haben, und drücken erneut gegen den ausgestreckten Arm. Ist nun der Arm schwach und lässt sich herunterdrücken, so wissen Sie, dass in Ihrem Bett eine Störzone ist, die die Kraft des Menschen, der sich dort länger aufhält, entscheidend reduziert. Bleibt der Arm hingegen stark und kraftvoll, wissen Sie, dass keine Geopathie vorliegt.

Selbstversuch mit Geovita-Tropfen

Wenn Sie keinen Arzt in Ihrer Nähe haben, der sich mit dem Testen von Geopathien auskennt, können Sie selbst auch einen anderen Versuch machen, wenn Sie glauben, Sie könnten möglicherweise eine Erdstrahlenbelastung haben. Dazu brauchen Sie zunächst keinen Rutengänger, sondern nur ein 50 ml-Fläschchen Geovita.

Nehmen Sie im Selbstversuch zwei Mal täglich zwölf Tropfen Geovita ein, und beobachten Sie über vier Wochen, wie sich Ihr Befinden verändert. Wenn Sie sich in dieser Zeit frischer, ausgeruhter, erholter, wacher und fitter fühlen, wenn Sie besser schlafen, und tiefer träumen, wenn Sie gut ausgeschlafen erwachen, wenn körperliche oder seelische Symptome in dieser Zeit weniger werden, dann lohnt es sich für Sie, einen guten Rutengänger zu holen, und Ihren Schlafplatz untersuchen zu lassen.

Warum? In den Geovita-Tropfen sind homöopathische Substanzen enthalten, die in der Lage sind, vorübergehend den schädlichen Effekt von Erdstrahlen zu neutralisieren. Wenn also eine geopathische Belastung vorliegt, kann diese durch die Einnahme von Geovita zeitweilig „gelöscht“ werden. Die Verbesserung des subjektiven und objektiven Befundes unter der Behandlung ist das Zeichen dafür, dass die Geopathie für die Symptome mitverantwortlich ist.

Ich bekomme immer wieder die Frage gestellt, ob es denn nicht genüge, nur Geovita einzunehmen, dann könne man das Bett doch so lassen, wie es ist? Das funktioniert leider nicht! Ich möchte Derartiges auch gar nicht empfehlen, denn die Geopathie schädigt dauerhaft, indem sie die vegetative Regulation blockiert. Es bedarf der Umstellung des Bettplatzes, damit das vegetative System sich wieder dauerhaft erholt, die Geovita-Tropfen sind eine „erste Hilfe“, aber sie sind keine Dauerlösung.

Ändert sich am Befinden durch die Einnahme von Geovita nichts, so ist die geopathische Belastung nicht die wesentliche Ursache für die Beschwerden. Dies beweist umgekehrt aber noch nicht, dass keine geopathische Belastung vorliegt. Diese kann trotzdem vorhanden sein, sie spielt aber für die Krankheitsentstehung in diesem jeweiligen Fall nicht die entscheidende Rolle.

Wie finde ich einen guten Rutengänger?

Wenn Sie also in Ihrem Selbstversuch festgestellt haben, dass an Ihrem Schlafplatz eine geopathische Belastung wahrscheinlich ist, so ist der nächste logische Schritt jetzt der, einen guten Rutengänger zu holen, der das Bett an den „guten Platz“ verstellt. Möglicherweise kennen Sie in Ihrem Bekanntenkreis einen guten Rutengänger, wenn nicht, hören Sie sich um. Es gibt Rutengängervereine, Gesellschaften für Geobiologie, auch gute Architekten, die mit Rutengängern zusammenarbeiten, vielleicht bekommen Sie aber auch aus dem Bekanntenkreis den einen oder anderen nützlichen Tipp.

Rutengänger

Gute Rutengänger zeichnen sich dadurch aus, dass sie

1. bezahlbar sind, d. h. dass sie für eine Wohnungsuntersuchung nicht mehr als 200.- Euro nehmen (Stand 2004),
2. dass sie ihre Untersuchungsergebnisse in einer Skizze dokumentieren,
3. dass sie Ihnen die Umstellung des Bettes nahe legen,
4. dass sie Ihnen den guten Platz aufzeigen,
5. dass sie sich ausreichend Zeit für die Untersuchung lassen,
6. dass sie Ihnen keinerlei „Abschirmmethoden“ verkaufen wollen.

Helfen Abschirmmethoden?

Ich weiß, dass es viele Rutengänger gibt, die mit dem Verkauf so genannter Abschirmmethoden viel Geld verdienen, und ich werde nicht müde werden, vor solchen Abschirmmethoden zu warnen.

Dass das begründet ist, sagen einem beim genauen Nachdenken die Gesetze der Logik. Wenn ein unterirdischer Wasserlauf, ein geologischer Bruch oder die Verwerfung von Gesteinsschichten zu einer negativen geologischen Schwingung führt, so wird der Wasserlauf oder die Erdverwerfung ihre Lage nicht ändern, nur weil der Rutengänger-Scharlatan Ihnen eine Metallmatte unter das Bett legt.

Was allerdings geändert wird, ist die Rutenreaktion. Wenn unter Ihrem Bett eine Metallmatte liegt, kann der Rutengänger, wenn er erneut diesen Schlafplatz begeht, keine Reaktion und keinen Ausschlag von seiner Rute mehr erwarten. Das Fehlen der Rutenreaktion wird irrigerweise oftmals als das „Fehlen jeglicher geopathischer Belastung" verkauft – dem ist aber überhaupt nicht so. Metalle laden sich elektrisch auf, sie richten sich auch magnetisch aus, können so schwache Ströme bündeln und umleiten, allerdings nur für bestimmte Zeit. Wer über längere Zeit eine solche Matte unter seinem Bett liegen hat, wird mit der Zeit mit mehr Strahlung konfrontiert werden als zuvor.

Abschirmmethoden helfen nicht. Sie helfen nur dem, der sie verkauft!

Das Fehlen einer Rutenreaktion gaukelt dem naiven Betrachter vor, an der Stelle sei keine Belastungszone mehr vorhanden. Der arme Patient bleibt also an dieser Stelle weiter liegen, und wird kränker als zuvor. Wenn der Patient durch seine schlimmer werdende Krankheit schließlich erkennt, dass er einem Betrug aufgesessen ist und für teures Geld etwas erworben hat, was ihm keinerlei Nutzen bringt, wird er dies selbstverständlich nicht an die große Glocke hängen.

Wer gibt schon gerne zu, sich unklug verhalten zu haben? Das ist auch der Grund dafür, dass viele dieser Abschirmer im Brustton der Überzeugung von sich sagen: „Ich habe nie negative Rückmeldungen, die Leute sind alle zufrieden ..." Solche Aussagen bitte ich, mit großer Skepsis zu betrachten.

Ich weiß, dass die Matten der menschlichen Bequemlichkeit entgegenkommen, es ist eben immer ein Aufwand, ein Schlafzimmer umzubauen – es ist viel leichter, eine Matte unterzulegen, und schon kann alles bleiben, wie es war. Es gibt zugegebenermaßen auch einige Wohnungen, in denen sich beim besten Willen kein guter Platz finden lässt (nach meiner Erfahrung aber in nur 1 % aller Fälle) – was macht man da? (Ich würde ausziehen!)

Es gibt auch Rutengänger, die vielleicht bei einem begeisterten „Abschirmer" ihre Ausbildung gemacht haben, und nicht einmal in böser Absicht Abschirmmethoden empfehlen, sondern weil sie es nicht besser wissen. Dennoch gilt auch für solche Menschen die Maxime: Unwissenheit schützt vor Strafe nicht – schon gar nicht den Patienten, der mit seiner Gesundheit für die Unwissenheit des Abschirmers bezahlt!

Ich hatte das Glück, gleich zu Beginn meiner „Geopathiezeit" an einen Rutengänger zu geraten, der ein überzeugter Gegner jeder Abschirmmethode war. Nicht aus Dogmatismus, sondern weil er mit „Matten unter dem Bett" Freunde und Bekannte sterben sah – und hilflos zuschauen musste, wie diese – im Glauben, es sei jetzt alles in Ordnung – keinerlei Änderung an ihrem Schlafplatz mehr vornahmen. Ich denke, solche Erfahrungen sind tief prägend.

Die geschäftstüchtigen Ruten-Scharlatane, die es leider auch gibt, kennen die Gesetze der menschlichen Bequemlichkeit natürlich nur zu genau, und mit scheinbar guten und logisch klingenden Argumenten ziehen sie ihren Mitmenschen das Geld aus der Tasche.

Um gleich Missverständnissen vorzubeugen: Ich neide niemandem den geschäftlichen Erfolg, im Gegenteil. Was mich nur maßlos wütend macht, ist, dass hier in leichtfertiger Weise und wegen des Profits die Gesundheit und das Leben von kranken Mitmenschen aufs Spiel gesetzt wird.

An Einfallsreichtum fehlt es solchen Geschäftemachern nicht. Was es da alles gibt:

- Metallmatten, in letzter Zeit auch zunehmend Magnetmatten,
- Armbänder,
- Spiralen für das Bett und für das ganze Haus,
- Glasscherben,
- Korkmatten,
- Metalldrähte in allen leuchtenden Farben,
- Zeichnungen von Pyramiden, die um das Bett geklebt werden sollen,
- Pyramiden aus Glas oder Metall oder Kunststoff,
- heilende Quarze oder andere Edelsteine, Salzlampen oder Rosenquarze,
- Metallscheiben, die Strahlungen umleiten sollen,
- Kupferschnecken,
- Flaschen, die im Garten vergraben werden müssen, und vieles mehr.

Diese Liste erhebt keinen Anspruch auf Vollständigkeit, ich möchte nur betonen, dass ich bis heute keine einzige Abschirmmethode gesehen habe, die dem Patienten dauerhaft Gesundung bringt. Fast jeden Monat gibt es irgendeine sensationelle Neuigkeit, vorzugsweise aus Amerika, auf dem Markt. (Gerade in Amerika finden Sie aber auch keinen Platz im Restaurant mehr, wo Ihnen nicht ein „TV" entgegendröhnt, kein Schlafzimmer dort ist ohne Neonbeleuchtung, ohne Radiowecker und ohne Fernsehgerät. Das sollte uns doch stutzig machen.

Gerade die Amerikaner haben die geringste Ahnung von der Beseitigung geopathogener Störungen, aber sie sind dafür ganz besonders anfällig für scheinbar leichte und bequeme Lösungen.)

Grämen Sie sich nicht, wenn auch Sie schon einmal einem dieser Geschäftemacher auf den Leim gegangen sind. Fehler sind menschlich, und sie können Geld kosten. Nur bitte, werfen Sie das ganze Zeug heraus aus Ihrem Bett, stellen Sie das gestörte Bett um, auch wenn das bedeutet, dass noch einer kommen muss, um den Schlafplatz zu untersuchen, es ist die Mühe – und das Geld – wert! Wiegen Sie sich keinesfalls in der falschen Sicherheit, Sie hätten ja alles abgeschirmt, es könne Ihnen nichts mehr passieren.

In einem meiner Seminare hatte ich eines Tages ein Kollegenpaar, die mir stolz erzählten, sie hätten ihr ganzes Haus sorgfältig und für teures Geld abschirmen lassen. Der Kollege widersprach mir auch, dass alle Krebspatienten eine geopathische Belastung hätten; nein, das würde er nie testen. Nun gut, ich testete ihn und fand eine geopathische Belastung. Ich testete anschließend seine Frau, auch sie war geopathisch belastet!

Kein Wunder konnte er bei seinen Patienten keine Geopathien mehr testen, er hatte sie selbst und war von daher „blind“ für dieses Problem.

Durch meine Vorschläge zur Schlafplatzumstellung und eine gleichzeitige Behandlung mit Geovita kehrte seine Testfähigkeit für das Problem „Geopathie“ zurück. Zu seiner großen Verwunderung fühlte er sich zugleich viel energiegeladener und frischer als zuvor.

Sie sehen also, selbst Ärzte sind vor Irrtümern nicht gefeit. Man kann Fehler machen und sich irren, man sollte dann aber auch den Mut haben, dazu zu stehen, und etwas zum Besseren zu ändern.

Es vergeht kein Monat, in dem ich nicht einem chronisch kranken Patienten gegenübersitze, der mir erzählt, was er schon alles unternommen hat, um die ihm bekannte geopathische Störzone zu „entstören“. Und mit penetranter Regelmäßigkeit teste ich denjenigen mit der Geovita-Ampulle positiv – als Beleg dafür, dass die Abschirmung auf Dauer nichts bringt. (Würde sie funktionieren, so dürfte meine Ampulle nicht mehr reagieren, was sie aber nach wie vor tut.) Ich schwanke dann immer zwischen Entsetzen über dieses unnötige Leid, die vergeudete Zeit, das hinausgeworfene Geld und der Wut über diejenigen, die ihren leidenden Mitmenschen solchen Schrott verkaufen.

Was geschieht im Körper, wenn man an der Geopathie nichts ändert?

Ich bin über die Jahre, vor allem von den zahlreichen Skeptikern, immer wieder gefragt worden, wie ich denn so sicher sein könne, dass an dem Phänomen „Erdstrahlen“ wirklich etwas dran sei. Schließlich hätte sich die Forschung doch schon längst damit befasst, wenn „etwas dran wäre“.

Nun, das mit der Forschung ist schwierig, denn die Strahlungen, um die es hier geht, sind mit den üblichen Gerätschaften eben nicht mess- und wägbar. Gleichwohl ist es möglich, über die Erfahrung „vorher – nachher“ etwas über den Effekt dieser Strahlung auszusagen, vor allem, wenn man dazu Beschwerdefragebögen wie den „Gießen-Beschwerdefragebogen“ oder andere in der Klinik geläufige Bögen heranzieht.

Wir haben eine solche Studie mit Fragebögen in unserer Praxis durchgeführt und dabei festgestellt, dass die Beschwerden der meisten Patienten durch eine Bettplatzumstellung auf einen guten Platz deutlich weniger werden (signifikant, wie die Mediziner dies nennen).

Nun gibt es aber auch in meiner Praxis Menschen, die mir und meinen Ratschlägen nicht folgen möchten – oder die eventuell der Meinung sind, ich rate ihnen nur deshalb zur Umstellung des Schlafzimmers, weil ich sie aus ihrer Bequemlichkeit reißen will oder eine Art Beschäftigungstherapie mit ihnen vorhabe. Kurz und gut, manche stellen das Bett einfach nicht weg vom gestörten Fleck. Was dann passiert, interessierte mich besonders – denn diese Erfahrungen könnten gut geeignet sein, die Kritiker verstummen zu lassen.

Einige Beispiele auch dazu:

Fall 49

Herr B., ein Mann in den Fünfzigern, fühlte sich seit geraumer Zeit kraft- und energielos. Er schlafe auch schlecht, berichtete er, und er habe bereits einige Untersuchungen über sich ergehen lassen, die aber alle nichts gebracht hätten. Als ich bei ihm einen „Energie-Check“ machte, fand ich – wie nicht anders zu erwarten – äußerst niedrige Werte im Bereich der Vitalität und der seelischen Befindlichkeit. Neben anderen Störfaktoren und Energieräubern hatte er eine geopathische Belastung von Kopf bis Fuß, weshalb ich ihm dringend ans Herz legte, mithilfe eines guten Rutengängers einen ungestörten Bettplatz für sich zu suchen. Zudem verordnete ich ihm homöopathische Tropfen, um die Regulationsfähigkeit seines autonomen Nervensystems wiederherzustellen.

Bei der Zweitkonsultation einige Monate später berichtete er mir, es gehe ihm besser, er habe aber sein Bett noch nicht umgestellt, denn er glaube nicht daran, dass dies etwas bewirken könne. Beim Test waren seine Energiewerte so schlecht wie beim ersten Mal, im Bereich der körperlichen Fitness sogar noch gesunken.

Nachdem ich ihm noch einmal diese Fakten klar gemacht hatte – dass er nämlich einige Monate Lebensqualität verschenkt hatte und dazu sowohl die Kosten für mich als auch für die Medikamente völlig umsonst ausgegeben hatte – war er bereit, es nun doch mit der Bettplatzumstellung zu versuchen.

Fall 50

Frau E., eine ältere Dame, suchte mich auf, weil sie seit über 40 Jahren an Rückenschmerzen litt, gegen die bisher keine Therapie habe helfen können. Auch bei ihr fand ich eine Geopathie von Kopf bis Fuß, neben einer extremen nervlichen Anspannung. Ich empfahl ihr einen meiner guten Rutengänger, um ihr bei der Suche nach einem guten Platz behilflich zu sein. Sie ignorierte diesen Tipp, indem sie stattdessen drei andere Rutengänger kommen ließ, die meinten, das Bett könne so stehen bleiben, man müsse nur eine Matte drunterschieben. Diese Matte erwarb sie für 1200.- Euro.

Beim Kontrolltermin nach vier Monaten testete ich sie wieder, und fand natürlich erneut die gleiche Geopathie vom Kopf bis zu den Zehen. Im ersten Moment wusste ich nicht, ob ich lachen oder weinen sollte, denn die Dame hatte nicht nur teures Geld zum Fenster hinausgeworfen, sie hatte darüberhinaus auch unverändert ihre quälenden Schmerzen – und ihre Energiewerte waren so gut wie nicht besser geworden. Auch an der nervlichen Anspannung hatte sich nichts geändert – was mich nicht wundert, denn wenn ein Nervensystem nicht regulieren kann, kann es sich auch nicht selbst heilen.

Eigene schmerzliche Erfahrungen

Ich habe auch in der eigenen Familie „Lehrgeld" bezahlen müssen zum Thema Geopathie – zwei meiner Verwandten sind nach langjähriger geopathischer Belastung an einer Krebserkrankung gestorben, weitere drei Menschen meines nahen Umfeldes sind aufgrund langer Jahre auf Störzonen an Krebs erkrankt – durch Umstellung des Bettes mittlerweile aber gottlob in der Heilungsbewährungsphase.

Einer der engsten Freunde und Kollegen meines Mannes hat viele Jahre die Ansicht vertreten, man könne Geopathien „abschirmen" – und hat dies auch auf Fachkongressen geäußert und damit Scharen von Kollegen „geimpft". Mittlerweile ist er nach einer Krebserkrankung verstorben – wohl nicht zuletzt auch aufgrund einer solcherart „übersehenen und abgeschirmten“ Störzone.

Ich schreibe über diese Fälle nicht mit dem Unterton „ätsch, das habt ihr nun davon …“, sondern mit Erschütterung und Mitgefühl mit all diesen Menschen, deren Leiden und Schmerz hätte verhindert werden können, hätte man nur früh genug die kleine Unbequemlichkeit einer Bettplatzumstellung in Kauf genommen.

Vielleicht hätte es schon genügt, an das Bett Rädchen zu montieren, um es in der Nacht aus der Gefahrenzone zu schieben und jeden Morgen zurück an die Stelle, wenn man aufsteht. (Solche Lösungen empfehle ich, wenn ein Schlafzimmer wirklich klein und beengt ist, denn es gibt fast immer Möglichkeiten, einer Störzone zu „entkommen“ – man muss nur ein klein wenig kreativ und einfallsreich sein.)

Mir ist es ein Herzensanliegen, pragmatische Lösungen zu finden, die mit so wenig Umständen wie möglich zu verwirklichen sind – immer aber mit der Zielsetzung, die optimale Regulation und Selbstheilung im Körper zu ermöglichen. Und das geht eben nur, wenn man sich von der Störzone weg bewegt.

Fragebogen zur Selbsteinschätzung einer geopathischen Belastung

Bitte beantworten Sie alle Fragen ganz spontan. Wenn Sie mehr als die Hälfte der Fragen mit „JA“ beantwortet haben, liegt bei Ihnen der Verdacht auf eine geopathische Belastung nahe. Sie können dann entweder den Selbstversuch mit Geovita machen (siehe dort), oder Sie lassen sich bei einem Therapeuten Ihrer Wahl auf Geopathien testen.

Schlafen Sie meist schlecht ein?	❐ JA	❐ NEIN
Schlafen Sie meist schlecht durch?	❐ JA	❐ NEIN
Haben Sie häufig Albträume?	❐ JA	❐ NEIN
Wachen Sie häufig morgens müde auf?	❐ JA	❐ NEIN
Fühlen Sie sich tagsüber schnell erschöpft?	❐ JA	❐ NEIN
Sind Sie auffallend müde?	❐ JA	❐ NEIN
Können Sie sich schlecht konzentrieren?	❐ JA	❐ NEIN
Leiden Sie an morgendlichem Kopfschmerz?	❐ JA	❐ NEIN
Haben Sie Beschwerden, für die keine Ursache gefunden wurde?	❐ JA	❐ NEIN
Haben Sie Symptome, die durch Behandlung nicht verschwinden?	❐ JA	❐ NEIN
Haben Sie vegetative Störungen?	❐ JA	❐ NEIN
Fühlen Sie sich bei Ortswechsel deutlich besser?	❐ JA	❐ NEIN
Begannen Ihre Beschwerden kurze Zeit nach einem Umzug?	❐ JA	❐ NEIN

Zum Schluss

Ich hoffe, ich konnte Sie mit diesem Buch neugierig machen auf die Geopathien und auf die Möglichkeiten, die jeder Einzelne hat, etwas dagegen zu unternehmen. Wenn es mir gelungen ist, dass mehr Menschen – auch die Therapeuten – an diese Art der Krankheitsverursachung denken, die ja so leicht zu beheben ist, dann bin ich schon sehr zufrieden.

Wenn in Zukunft mehr Babys das Licht der Welt erblicken, weil ihre Eltern sich gute Schlafplätze suchen, und die beteiligten Frauenärzte die Problematik auch in ihre Überlegungen miteinbeziehen, dann freue ich mich riesig.

Wenn die Prognose von chronisch Erkrankten und von Krebspatienten alleine schon dadurch deutlich besser wird, dass sie an der richtigen Stelle schlafen und die biologischen Therapien besser wirken, kann viel Leid und Schmerz verhindert werden, und für mich hat sich das Schreiben gelohnt.

Wenn Menschen künftig mit offeneren Augen durch die Natur gehen, und dem Wachstum von Pflanzen auch unter dem Gesichtspunkt geopathischer Schädigungen Beachtung schenken, wird die Welt ein kleines bisschen besser und freundlicher werden.

Wenn mehr „Laien" ihre Therapeuten auf diese Möglichkeit ansprechen und dadurch mehr Therapeuten aufmerksam werden – wie auch ich damals – wird es sicherlich irgendwann einmal noch mehr Forschungseinrichtungen für diese Felder geben.

Dadurch wird vielleicht eines Tages dann auch eine Möglichkeit gefunden, diese Phänomene noch besser messbar zu machen, damit sie Einzug halten können ins allgemeine Bewusstsein.

Wenn mein Buch dazu beiträgt, auf diesem Weg einen Schritt weiterzukommen, bin ich hoch zufrieden.

Danksagung

Mein Dank geht zunächst an all meine Patientinnen und Patienten, die sich vertrauensvoll in meine Hände begeben. Sie regen mich an und beflügeln mich, ihr Vertrauen ist mir Ansporn, sie bestmöglich zu behandeln. Sie erzählen mir ihre Freude und ihr Leid und lassen mich an ihrem Leben teilhaben. Sie haben so viel Vertrauen zu mir, dass sie auch neue Wege einschlagen, dass sie offen sind für meine unkonventionellen Lösungen. Dafür danke ich allen von Herzen. Es vergeht kein Tag, an dem ich nicht etwas Neues und Spannendes durch die Begegnung mit meinen Patienten lerne.

Mein Dank geht an alle Rutengänger, die nicht müde wurden, mich am reichen Schatz ihrer Erfahrungen teilhaben zu lassen. Keine meiner Fragen war ihnen zu dumm, immer hatten sie ein offenes Ohr und ein offenes Herz für mich. Danke! Inzwischen habe ich – dank des überwältigenden Echos auf die erste Auflage – weitere gute Rutengeher kennenlernen dürfen, von denen ich stellvertretend für viele Herrn Wirth und Herrn Engelhardt vom Forschungskreis, Herrn Schweikardt aus Hattenhofen, Herrn v. Zeppelin und Herrn Zürn nennen möchte. Ihnen allen tausend Dank für die prima Arbeit, die Sie Tag für Tag tun – oftmals gegen den Spott und den Unverstand von Kritikern.

Ich danke meinem Sohn Dominic dafür, dass seine „Symptome“ mir die Augen öffnen halfen. Er war mein erster „Geopathie-Patient“, und seine Sensibilität für geopathischen Stress hat mich ermuntert, in dieser Richtung weiterzuforschen. Unsere Kinder fordern uns ständig, sie sind aber auch unsere besten Lehrmeister – oft mit viel Schweiß und Tränen.

Ich danke auch allen Kritikern, die mich nach der ersten Auflage häufig auf eine sehr unfeine Art „angeschossen“ haben. Sie haben mich nur darin bestärkt, unbeugsam und aufrecht auf dem Weg der Wahrheit und der Klarheit zu bleiben. Ich bin stärker geworden dadurch, und dafür möchte ich Dank sagen.

Last not least geht mein Dank an meinen Mann Reimar, der mich nicht nur auf die Geopathien gebracht hat, sondern täglich unser gemeinsames Abenteuer „Energiemedizin in der Praxis“ mit mir durchlebt. Wir sind ein fantastisches Team, in dem jeder seine Stärken zum Nutzen der gemeinsamen Sache ausleben darf. Es macht Freude, diese Arbeit zu tun, und ich hoffe, wir erleben noch vieles zusammen.

Nützliche Adressen

1. Forschungskreis für Geobiologie, Adlerweg 1,
   69429 Waldbrunn-Waldkatzenbach
   Tel: 06274-912 100, Fax: -912 109
   Bilden Rutengänger aus, vermitteln seriöse Rutengänger

2. Gesellschaft für biologische Krebsabwehr, Hauptstr. 44, 69117 Heidelberg
   Tel: 06221-138 020, Fax: 06221-138 0220
   Verfügt über diverse Merkblätter für Krebspatienten, u. a. auch über Geopathie

3. Dipl. Ing. Hanns Zürn, Bausachverständiger, Zur Schleife 10,
   88662 Überlingen, Tel: 07551-58 45, Fax: 07551-5483

4. Hans von Zeppelin, Goethestr. 30, 78713 Schramberg, Tel: 07422-244600

5. Österreichischer Verband für Geobiologie, Koppstr. 89-93/3/2,
   1160 Wien, Tel: 0043-1-408 1883

6. Fa. Rubimed AG, Postfach, Großmatt 3, 6052 Hergiswil, Schweiz,
   Tel: (0041)-41-630 08 88, Fax: (0041)-41-630 08 87
   Liefert den Basis-Testkasten zur kinesiologischen Testung auf Geopathien und vegetative Störungen; verfügt über eine Liste von Therapeuten, die geopathische Störungen testen (Zusendung dieser Liste gegen frankierten Rückumschlag).

7. Internetadresse www.rubimed.com enthält Artikel für Laien zum Thema „Geopathie und Kinderwunsch" sowie „Tropfen für die Seele". Weitere Artikel zum Thema Geopathie, Kinderwunsch, Krebs sind erschienen u. a. in der Esotera, der Erfahrungsheilkunde (Jahrgänge 1997 bis 2003) und der CoMed (1999-2003).

8. Bezug von Geovita-Tropfen als Einzelimport über jede Apotheke, per Fax 0032-9-265 95 72, empfohlener Verkaufspreis für 50 ml-Flasche: 16.- Euro.

Literatur

Adler, Ernesto: Allgemeinerkrankungen durch Störfelder, VFM, ISBN 3-88463-027-X

Bachler, Käthe: Erfahrungen einer Rutengängerin, Veritas Verlag, ISBN 3-85329-192-9

Banis, Reimar: Durch Energieheilung zu neuem Leben, Via Nova, 2002

Banis, Ulrike: Praxis der Psychosomatischen Energetik, CoMed Verlag, 2002

Bergsmann, Otto: Risikofaktor Standort, Facultas Verlag, Wien, 1990

Boyesen, Gerda: Von der Lust am Heilen, Kösel Verlag, ISBN 3-466-34323-2

Brennan, Barbara Ann: Licht-Arbeit, Goldmann, ISBN 3-442-12054-3

Diamond, John: Der Körper lügt nicht, Verlag f. angew. Kinesiologie, Freiburg

Gleditsch, Jochen M: Reflexzonen und Somatotopien, WBV, ISBN 3-921988-37-3

Grossarth- Maticek: Systematische Epidemiologie, de Gruyter, 1999

Hartmann, Ernst: Krankheit als Standortproblem, Haug Verlag, 1986

Hirshberg, Caryle: Unerwartete Genesung, Droemer Knaur, ISBN 3-426-26869-8

Kabat-Zinn, Jon: Gesund durch Meditation, O.W. Barth Verlag, ISBN 3-502-62332-5

Thorwald, Jürgen: Das Jahrhundert der Chirurgen, Steingrüben Verlag, Stuttgart

Stichwortverzeichnis